生命中遺憾的美好

珍惜有你的陪伴

李春杏——著

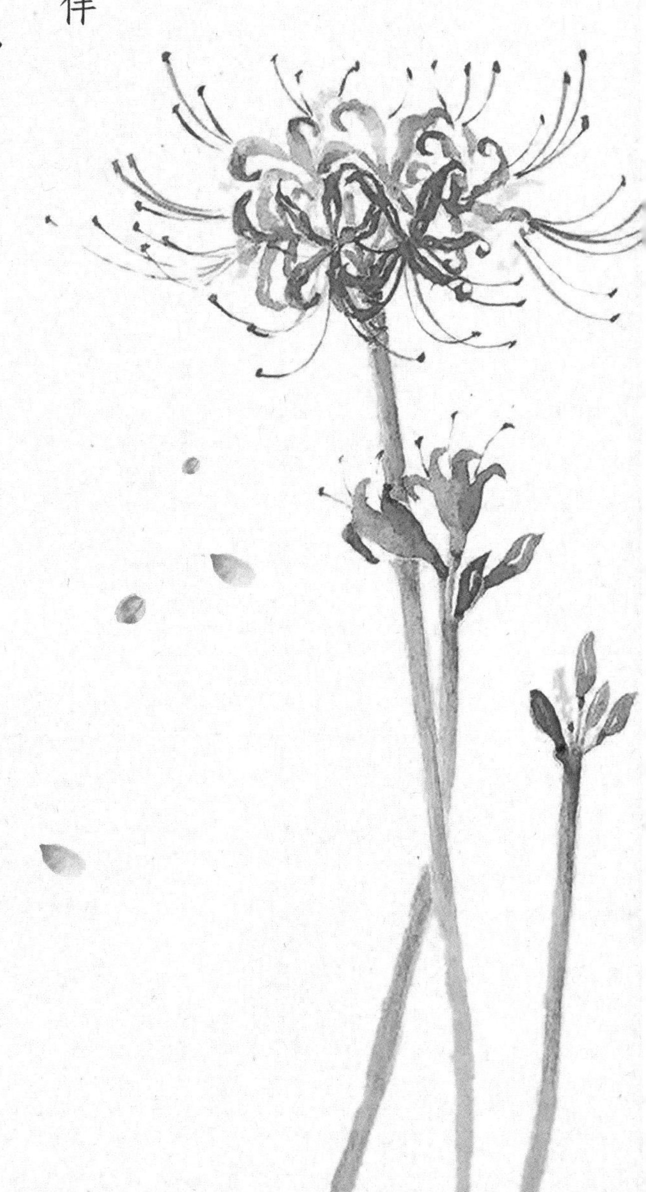

陪伴的能量，讓遺憾中多點美好

你知道嗎？醫院，從來不是一個令人感到開心的地方。

除了產科之外，醫院裡所有的消息，都是壞消息。（甚至，產科也不一定會有好消息。）很壞的壞消息，像是得到了不治之症、沒有辦法再繼續治療、需要接受安寧療護等等；不是那麼壞的壞消息，像是得到了糖尿病、高血壓，不會好，只能與它為伍。

這樣的壞消息，在每個人身上，留下了大大小小的傷痕。當我們回憶起過去那段在醫院裡的日子，不論是自己生病，或是照顧家人，其實就像把傷疤揭開，是痛楚的、不舒服的。

我常常想，有沒有方法，可以讓那些痛楚減少？讓我們正在經歷那些傷痕，或是回頭觀看那些傷疤的時候，可以不要那麼痛苦，甚至可以找到一些力量？

關鍵就在春杏的新書書名《生命中遺憾的美好：珍惜有你的陪伴》的「陪伴」二字。陪伴是充滿能量的，正因為有了安寧緩和照護人員的陪伴，讓處在悲傷、黑暗中的病人和家屬，可以找到那一絲絲的光明。

身為一個安寧緩和醫師，非常推薦大家看看這本書。

臺中榮民總醫院健康管理中心主任——朱為民

溫柔照亮病患的最後一哩路

認識春杏，應該是在她當血液腫瘤科病房的護理師時的事。之後因為分科的關係，見面的機會少了，再次見到她，她的身分變了，成為一位安寧護理師。

在治療肺癌病患的過程中，剛開始的時候，想的都是如何縮小病患身上腫瘤的大小，延長病人存活的時間，維持病人的生活品質。然而，雖然這幾年有許多治療肺癌的藥物相繼發展出來，例如標靶藥物，免疫治療的藥物，但是晚期肺癌無法治癒這一個難題，尚待克服，因此，在面對藥物治療效果不佳的病患，治療目標就只剩下維持生活品質這一項。只是，隨著疾病的進展，單單要維持生活品質就不是件簡單的任務，這時，安寧護理師的出現，對於病患，家屬，負責治療的醫療團隊，宛若天使一般，他們對於病患身體的不適，嘗試以藥物／非藥物方式去舒緩，並陪伴病患、家屬安心地走那最後一哩路。

「這世間不是每一件事都是人定勝天，尤其是疾病的進展，但就是因為可能失去，所以圓滿相聚的每一刻才那麼珍貴。」

希望春杏照護病人之際，同時紀錄的點滴與內心的想法，能像一盞燈一般地協助宛如在黑夜之中行走的病患、家屬，堅定地走過那應該走完的旅途。

高雄市立大同醫院副院長——洪仁宇醫師

好死不如歹活，真的是這樣嗎？

在工作和生活中看到好多辛苦活著的人，常常想，是否有方法讓他們活得好一些？春杏這本書提供幾個好方法：一、有些話不要說出口比較好。二、想想家中的照顧人力在哪裡。三、專業護理師提供的舒緩護理治療。四、有效溝通。

有些話不要說出口比較好——當家中有人罹癌，說自己關心的親戚朋友問您「怎麼病得這麼嚴重」，「有沒有再帶去大醫院給不同醫師仔細檢查，千萬不要放棄喔」，這些關心的話，給您支持的力量還是壓力呢？

家中的照顧人力在哪裡——當家中有人需要照顧的時候，誰會負責照顧？體力已經自顧不暇的老伴？已經繼承家業，但總是藉口工作忙碌的孩子，還是出嫁了的女兒？還是四年都沒有回家的外籍看護呢？書中也有很正面解決照護人力不足的例子。

專業護理師提供的舒緩護理治療——當家中罹患末期疾病的家人，疼痛明顯，身上的皮膚脫屑紅腫，除了辛苦帶去就醫之外，書中用很多的例子讓讀者了解，專業護理師提供的舒緩護理治療，可以大大提升生活品質，這些治療因為很耗時，通常是自費的。

有效溝通——在末期疾病的治療中，常出現家屬用力鼓勵患者，並盡力掩飾即將失去家人的恐懼，患者雖然想要安寧緩和治療，卻為了避免家屬失望難過而盡力拚搏到最後一秒，這些時間是否可以過得更好品質，讓人回想起來是微笑的呢？

春杏將護理工作中遇到的真實生命故事，用淺白的言語讓讀者身歷其境的體會，同時可以思考，如果是自己遇到這樣的狀況，會如何應對。

要怎樣能好命？含著金湯匙？嫁個好老公？娶個好老婆？還是自己在面對人生各種挑戰的時候，調整自己的心態，就可以讓日子好過一點？看春杏護理師這本書的過程，可以讓讀者反覆思考這個問題。

這本書很適合對生命感到困惑的人，覺得老天爺對自己很差的人，覺得大家都對自己不好的人，覺得不知道要怎麼樣幫助孩子的人，家人被診斷末期疾病，因此覺得很無助的人來閱讀，這本書提供很多生命的經驗，讓我們思考如何讓自己和所愛的人的日子過得更好！

馬偕紀念醫院家庭醫學科主治醫師、老人醫學科專科醫師、安寧緩和專科醫師——徐慶玶

好好想清楚，再走下一步

從 2020 走到 2021 的此刻，這一年多的時間，全世界因著迎接一個全新的新冠肺炎，沒有過去的相同經驗可以應用，各國政府都如臨大敵繃緊神經，很多家庭因此而受苦。

而我自己則在這段時間，經歷了中年轉業的大不易、身體生病的受磨難、夫妻相處的挫折感、碩班念書的撞牆期、罹患憂鬱的超挑戰，我的人生非但沒有因為出書而爬上另一個高峰，相反的，這段時間是人生中品嘗苦澀最徹底的日子。苦澀雖在，卻很感恩人生每一次的低潮，都有默默陪在我身邊給我支持的朋友，除了天父話語支撐著我，朋友的溫暖和病友的故事，都是讓我可以慢慢安靜下來的穩定力量。

傷痛的經驗帶出的不只是單一事件的痛苦，更多時候內心的各種過不去，是童年成長過程中，未能抗拒而累積下來的受苦記憶，平時生活無波無浪時，過去的受苦記憶可以相安無事。然而在每次挫折迎面痛擊的時候，過去的痛苦和此刻的無力會交疊一起磨耗心力，唯有把握每次經驗，去理解：何以發生？何以傷痛？何以修補？不讓衝動的情緒成為生命的主宰，好好想清楚再走下一步都不遲。

感恩能有機會跟大家聊聊我此刻的狀態，一定還有些軟弱，但憑著信心雖不知道未來會如何變化，但我知道天父是允許這一切發生的，並且在這些事發生之前，祂早先已為我預備好傾聽的能力，教我明白這世上還有許多和我一樣辛苦的人，我們不需羞愧仍可保有滿滿盼望，天父的目的不只為了要我感受痛苦，挖掘藏在事件背後的真正意義，看見破碎後重建的希望，才是我此刻真正的功課。

目次

推薦序　陪伴的能量，讓遺憾中多點美好　002
推薦序　溫柔照亮病患的最後一哩路　003
推薦序　好死不知歹活，真的是這樣嗎？　004
作者序　好好想清楚，再走下一步　006

第一章　每段生命回顧

擺渡人　014
謎　020
每天一朵百合花　032
自己善終自己決定　040
先愛回內在的小孩　046
謝謝您交付的信任（上）　054

目次

謝謝您交付的信任（下） 060
遇見讓我幸福的服務 068

第二章　上天給的考驗

錢要花在刀口上 076
我只是關心和擔心你 080
功課做不完 088
生命的粹煉 092
進度 100
讓人頭痛 104
別把遺毒傳給下一代 110
原來我不知道自己這麼愛你 116

第三章　病榻旁的守護者

心疼 126

阿母的悲傷 130
眼淚 134
鄉愁 140
藥酒錯喝成要命 146
爸爸的心裡病了 154
滷味和餛飩湯麵的滋味 162
還願意付出的那一個 168

第四章 陪伴的點點滴滴

趴睡也要睡得舒服 178
或許有一天我也需要 184
石縫下的小花 188
韌性深不可測 194
世間平安最貴重 200
只要你來，我就安心多了 206

玫瑰變牡丹 212

第五章　還是要好好道別

愛情 222
祈求 228
沒有生兒子的遺憾 234
永遠的約定 242
走過遺憾才更懂珍惜 246
過不去的都是雲煙 254
快樂出門平安回家 260
陌路 268

生命中美好的缺憾 274

第一章

每段生命回顧

來到生命的最終站，回頭看看曾經走過的路，
有成就、有歡喜，有失敗、也有懊悔，
但不論結果是好是壞，一切都將歸於安寧。

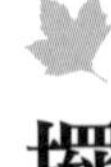

擺渡人

我能做的，只是送你一程

躺在病床上的時間變多，慢慢想起過往的點點滴滴，
才知道自己為何淪落至此。

五十多歲肺癌末期的林大哥，從小家境不錯，不愁吃穿，因為是家中備受寵愛的么兒，父母時常叫兄姊多讓他、多幫他。俗話說：「寵豬舉灶、寵子不孝。」聽得下的叫道理；聽不下的就不理。

小時候林大哥就不喜歡讀書，出社會後也不肯好好工作，總覺得領月薪太少，不夠花費，常常把歪腦筋動到老爸頭上，吵著要變賣祖產來解決自己的揮霍無度，家人就算有再大容忍也有到盡頭的時候。

結婚後的他和妻子共同育有兩個兒子，非但沒有因為成家就覺悟賺錢養家，還常對太太施予拳打腳踢，妻兒都非常害怕他，最後還因走私販賣槍枝多次反覆進出監獄。

出獄後的他也沒打算悔改，年輕氣盛、體格強壯的大哥，一直用拳頭和脾氣處理身邊所有事務，直到自己罹癌，需要錢養病、需要人幫忙照料時，人情冷暖四處碰壁，手足避之唯恐不及，還好有個同居女友放不了手，接下照顧工作。

林大哥感觸地說：「躺在病床上的時間變多，慢慢想起自己過往的點點滴滴，年輕時的荒唐，就像海浪一波一波襲來，盤旋腦海不停播放，知道自己為何淪落至此，就是不留餘地給別人的結果。」

法律上，誰來負責？

第一次訪視，胸腔內科病房已經在做出院準備，簡單先跟林大哥說明安寧療護在癌症末期所扮演的角色，我發現他根本沒有專心在聽，只是不停地跟我確認，可不可以再多住院幾天。

原來是平日女友要上班，林大哥很擔心萬一自己痛起來，家裡沒人可以求救，希望我可以幫忙想想辦法，大哥不斷苦苦哀求的表情，對照著身上張牙舞爪的刺青，我突然有些無言……。

同居人再好，在法律上終究是沒有義務要承擔這一切的，相反的，我內心很是佩服這個曾經常常挨揍又挨罵的女人，有情有義力挺至今，把她的青春和金錢奉獻給一個沒有承諾、沒有肩膀的男人。

更奇妙的是，林大哥和元配是沒有離婚的，現任女友也曾見過妻子，還會教妻子要怎麼去閃躲大哥的拳頭，人世間的事真是無奇不有，那年代若是早有113保護專線，不知道這個故事會不會有不一樣的發展。

林大哥說妻子和小兒子都不理他了，只剩下住在高雄的大兒子會偶爾聯絡，我想這個所謂的大兒子應該沒有很想了解，這個在身分證上占據「父」空格欄多年的男人。

畢竟這個父親在真實生活中不僅一點實質幫助都沒有，還讓整個成長過程充滿烏雲密布的恐懼和無助。感恩我只花了三分鐘撥了兩通電話就找到大兒子，我用最誠懇的語氣說明來意，懇切請他考慮一下能否跑醫院一趟，協助父親完成「預立安寧緩和醫療暨維生醫療抉擇意願書」，這是關乎善終的重要步驟。最後，若時間允許也可以一起討論後續照顧方向，例如安寧服務收案問題。雖然電話中他的聲音聽來很累，很感謝大兒子沒有推辭我的要求。

當死亡靠近，誰都會害怕

我們約下午三點在病房的走廊來討論這些事情，大兒子一來就很有禮貌地說明他的為難，我當然理解也應該理解，這孩子曾經最需要被好好照顧的童年，卻在父母親常態性的衝突和暴力行為中度過。當我們完成討論並達成照顧分擔的共識之後，我試探性問一下大兒子：「有沒有可能讓媽媽和弟弟在這件事上也來幫一些忙，是看在你這麼辛苦的份上，不要都全部給你一個人扛。」

大兒子表情無奈地說：「他們沒有住在高雄，也很不願意再和這個人見面，我是沒有辦法，爸爸那邊的親戚一直打電話給我，我若不出面處理，班也是上不下去了。」很心疼這個從小到大都處在不安狀態的孩子，分崩離析的家，分崩離析的人生，年紀輕輕整個身上都飄散著滄桑感。

出院前幾番波折總算順利完成安寧收案，因林大哥體力尚可所以暫時不排安寧居家服務，先自行回診拿藥。不知過了幾天，在某個週日晚上十點多，公務機突然響了起來，電話另一頭傳來一個非常虛弱的男子在呼救，大哥用很害怕的聲音告訴我：「李小姐，我快要死了，妳趕快來救救我，拜託拜託。」不管我怎麼講、怎麼安撫，大哥就是一直跳針講同一句話。

此刻，我感覺這個過去在江湖行走、魄力十足的男人，當他面對死神的靠近，氣魄蕩然無存。拖了很久電話總算接到女友手上，我請她只要是處理不來的情況下，又找不到人幫忙，下下策就只能先叫救護車把大哥送到急診室來，比起病人和家人獨自在家裡手忙腳亂，最起碼醫院的醫療團隊陣容還夠堅強，能應變的事情也更廣。

這些年我看見自己在一個接著一個的人生故事中流浪著，覺得自己有時也像個「擺渡人」，就像電影裡的對白說：「也許我不能陪你過河，但能送你一程到彼岸。」

人啊，若從未把握健康活著的時光好好努力，善盡自己該做的義務，那麼臨終時刻，腦海浮出一幕幕的回憶就是自己最大的審判官。

◎阿杏安寧療養護理站

簽署「預立選擇安寧緩和醫療意願書」是希望生命處在無法救治的末期狀態時，能免去無效的治療或急救導致的痛苦。並藉由介入安寧緩和醫療的照顧，幫助末期病人提升生活品質，讓人生最後一哩路能走得尊嚴安詳。

詳情可參閱台灣安寧照顧基金會網站〈【專題報導】拒絕無效急救，維護安詳善終——簽署「預立選擇安寧緩和醫療意願書」之溝通與說明〉。

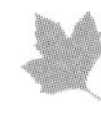

謎

故事演得好不好，終究是要落幕

沒有身分證、沒有健保、情緒看起來很差且不說話，這個謎一樣的女人究竟發生什麼事？

接到一張照會單，請求協助腫瘤傷口換藥，是一名年約五十歲的婦女，剛診斷出是乳癌第四期，慣例是和負責照顧的護理人員直接交班，但這一次居然是主治醫師親自打電話來說明，很不尋常。整段話最令我訝異的部分還是結尾的特別叮嚀：「沒有身分證、沒有健保、情緒看起來很差且不說話，旁邊有一個中年男人陪同就醫，不知道是不是她先生……？」這個謎一樣的女人究竟發生什麼事？聽起來她似乎需要很多的幫忙。

傷痕累累的身體，疲倦的心

第一次見面只見她頭低低的，神情滄桑落寞，不時嘆著氣，身上穿著一件寬鬆黃白條紋相間的襯衫，襟前已經被傷口滲液濡濕一大半，她用幾乎要聽不見的聲音囁嚅說道：「多謝妳不嫌棄來幫我換藥，這個樣子連我自己都害怕。以前一天只要換兩次衣服就可以，現在大概兩、三個小時衣服就濕答答了，真的很不舒服。」

我輕輕為她解開扣子，左邊是正常的狀態，而右邊已經完全看不出來有任何乳房殘留的影子，取而代之的是直徑約十公分的黃色腐肉覆蓋，伴隨幾顆恣意增長的黑色結節，呈圓形傷口外圍一圈的皮膚則顯得又紅又硬，惡性細胞肆無忌憚地到處蔓延，像一朵盛開的花椰菜，突兀地長在她白皙的皮膚上。

實在納悶為何會拖到這麼嚴重才來就醫，當我仔細評估傷口，突然覺得有水滴到手上，抬頭一看，原來是她從無奈無助的眼睛落下來的悲哀。若是女人走到這一步田地，應該會有多少難堪複雜的心酸，她背後藏著什麼樣的故事，竟要她承受這麼多的苦？

能被細心照護，心情也會好轉

在接下來的幾天，我日日都去幫忙她換藥，因為是一個大工程，從清潔到擦藥、蓋上敷料用繃帶固定好，每次都要一個多鐘頭。看得出她很期待我的到來，當傷口滲液的問題慢慢改善，她臉上的笑容也多了起來。我忍不住心中的疑惑，傷口要擴散到如此不可收拾，絕非短時間造成的，這幾個月亦或這些年，她為何覺察又遲遲不肯就醫呢？種種疑問從見她第一天起就藏在心裡了。我微笑抬頭看著她眼睛，只見她不急不徐地說著：

「妳一定覺得很奇怪，我怎麼都不來看醫生對不對？我身上沒錢、沒健保又和家人完全失聯，唯一收入來源就是靠我男朋友工作，每次自費看病都要花掉好幾天飯錢，甚至更多，所以能忍就忍，我早就知道這一天遲早要來的。」

擺脫貧窮的夢想

原來，她是家裡長女，還有一個哥哥和兩個妹妹，生長在南投鄉下一個傳統家庭，每天都有忙不完的農事，愛漂亮的她從小一心一意就想到大都市發展，逃離那個貧窮又沒希望的家。一直以為靠著女人天生的本錢，遇到一個懂得疼惜她的男人，這輩子就有機會翻身，風風光光回到老家，讓那些瞧不起她家的親戚朋友，看看自己的本領有多大，誰知二十歲一離家，就跌進了人生另一個黑洞裡去。說這些事的時候，她很像在說別人的故事，眼睛總深邃地看著遠方，冷漠不帶一點情感。

我喜歡在下午的時候去看她，如果剛好午覺睡醒，她會精神飽滿地坐在床邊等我去幫她換藥。過程中她總愛問有沒有見過比這更大的傷口，我說：「有！」

她接著問：「那是不是還有救啊？」往往等不及一秒的時間，又自問自答地說：「啊！反正那都不重要了啦，我看是很難好起來了。」

當身心被賭博給控制

二十歲那年，她來到高雄落腳，認識了一個很疼她的老榮民，大她三十多歲，雖不符合多金帥氣的條件，但當下也沒得選，起碼暫時不愁吃穿，她以為可以安定下來。眷村裡什麼沒有，但打牌的人還不少，起初，只是抱著打發無聊的時間，日子久了膽子也愈養愈大，手上進出的錢都以千元起跳。再好的經濟狀況也經不起這樣輸錢，況且，那時的她沉迷牌桌，經常連孩子放學也忘了接。

沒日沒夜瘋賭博的她，壓根兒不在乎丈夫日夜期盼她回家，甚至覺得就是這個男人窩囊，才得要她在牌桌上拚搏。直到遇上了一個年輕俊俏又願意幫她還賭債的男人，一方面身體和金錢的欲望同時間被滿足，這樣的誘惑完全不受控制，長驅直入心底，另一方面，能逃離眷村裡的流言蜚語也沒什麼不好。於是，某天晚上收好簡單的行李，男人就騎著機車載著她，離開了那個二十坪不到的老舊宿舍，這是她第二次逃離家。

回過頭來，才知道當時的傻

那一天，她開玩笑地說：「事情永遠不會像傻子所想的那麼簡單，再笨也知道這樣的故事不會有好結局，只是，我當時就是悟不透這個道理！」

然而這樣還是解不開內心疑問，沒健保也就罷了，身分證居然還是舊式的，實在是令人匪夷所思，太多的問號也只能先放在心裡，我不想觸動她心裡長久以來的地雷區，這樣的互動更要多幾分尊重，我希望是在彼此信任的狀態下來分享，時機到了故事自然會有答案。

後來透過醫院社工協助，才發現原來她不只是被家人報失蹤，而是被通報死亡。當聽到這消息的時候，可以覺察到她的神情相當難受，有好一會兒，她一句話也說不出來，好像有什麼東西掐住了她的脖子，她蹙著眉一直搖頭，口裡不斷喃喃地叨念著：「怎麼會這樣？是發生什麼事情了？怎麼會變成這樣呢？」

約莫過了一分鐘，我輕輕拍了她肩膀並遞出一杯水，她潤了潤喉然後失神地說：「謝謝妳，我需要休息一下，單獨一個人靜靜想一下。」我想像她應該會一夜輾轉，難以成眠，當時她也的確需要安眠藥助眠。

由於化學治療需要即刻開始，以免癌細胞再四處擴散，且自費給藥負擔實在太沉重，所以恢復病人身分一事便也迫在眉睫。必須先向法院提起撤銷死亡宣告，法院下判決後才得以進行之後的手續，所以才憑著她記憶中的電話號碼聯絡到她哥哥。

失而復得的家人是禮物？

這過程中家人自然也受到不少衝擊，甚至一度還以為遇到了詐騙集團。在聽到事情原委之後，兄長儘管無奈也只好硬著頭皮出來把事情處理圓滿。對於手足而言，這絕不是天上掉下來的禮物，畢竟一路走來，這個所謂的長女，帶給這個家庭的傷害太多太多，好不容易大家各自歸位平靜生活，她才又冒然地出現，諸多怨懟不由得再次湧上心頭。

兄妹相見那一天，沉默的時間比說話的時間多，兩個人都在壓抑內心翻攪的思緒，畢竟她一離家就是三十年的時間，最後一次的聯絡也是十多年前了，這中間她錯過了父母親的喪禮，兄長不能原諒的是——她的缺席造成了父母親臨終前的遺憾。她並沒有打算要解釋，只是默默聆聽著生命中那一段空白的記憶，隨著親人敘述填補進來的悲苦愁悶，那一夜，她吃了安眠藥和抗焦慮的藥，也都未能好好入眠。

恢復身分的流程最快起碼也要兩個月，期間治療及生活的費用都需仰賴社工募款，一部分也需手足慷慨解囊。一日換藥後她有感而發說：「若不是得這個病，我恐怕還沒有勇氣面對我自己的人生，這輩子得到的和想的都不一樣，會生這個病很像是報應。」

實在不願見她如此自責，承受良心上的過意不去，然而這也是她對自己殘破人生贖罪的方法之一。

決心面對過去的傷痕

沒仔細算的日子一天天地過，生病至今也大半年了，雖按時來門診打化療藥，身體一天天的衰退也是顯而易見。大部分時間她的男友都要上班賺錢，家裡只剩她一個。她形容每天在家，電視時時刻刻都要開著，只要一關上，腦子就會出現許多過往的記憶，她怕極了這些回憶的折磨，只好用電視來轉移注意力，可以不吃飯但不能不看電視。

我問有沒有什麼幫得上忙的地方，她欲言又止：「若剩下的日子不多，很想要見見那個從小被拋下的兒子，雖然沒有臉見他，可是只要一想起來，心就像被針刺到一樣，一陣一陣，無人知道。」

我打電話給她哥哥，問問是否清楚這個男孩的下落？他表示自從媽媽過世後，就完全失去聯繫了。我還是要到了一個手機號碼，心想總得要試試啊！但接連幾天，在辦公室撥了好幾次電話，手機的主人就是沒接。

某天下班因突來的一陣大雨把我困在騎樓下，索性拿起手機再撥看看，哇！終於接通了！原來男孩在等工作錄取的通知才意外接起，我小心翼翼注意每一句話的遣詞用字，希望不要被他掛上電話，好好聽我把話說完。好不容易迅速又明確讓他知道我的來意後，電話那頭沉默了許久，還聽得到他的呼吸聲，我靜靜等待他回應。

「是那個女人要你打給我的嗎？」

「她已經快死了嗎？」

「我不想再和她有任何關聯了。」

在我一一婉轉答覆之後，他用冷到不行的口氣淡淡地說：「妳一定不曾有過一個可惡母親的經驗，她的自私作為徹底毀了一個家，也毀了我的一生。我已經不怪她了，可是也不想見她，沒有理由她呼風喚雨，我就要跟隨。這些事我知道了但沒有任何想法，不過還是很謝謝妳打電話跟我說，有需要我會再主動聯絡妳。」

一字一句，我都沒有力氣反駁，他冷靜有禮、不帶一絲一毫感情。聽病人哥哥說，孩子國小畢業前父親就過世了，沒能留下任何積蓄，除了外婆親友偶爾的補貼之外，孩子樣樣都自己來，倔強的模樣和母親如出一轍，誰也說不得，只好任由他去，明知辛苦也沒輒。

生命總有遺憾，珍惜有你的陪伴

癌細胞最終還是轉移到腦部、骨頭、肺臟，一直不離不棄陪在她身旁的就是那個已經廝守五年的男友，無論颳風下雨都沒有怨言，只要休假就直奔醫院，呵護她的樣子就像在寵小孩。我打從心底是敬佩他的，他說老婆過世得早，有緣再一次體會兩人世界的生活很幸福。扣除生病的日子，她也給了彼此一段愉快甜蜜的時光。他從來都不計較對方的過去，反而感謝她填補了多年來生活的空虛，每當只有兩個人在一起的時候，她總會用嬌嗔的聲音要求幫忙，男友也樂在其中，看起來比真的夫妻還要相愛和諧。但最終，她還是被迫要接受見不到兒子一面的事實，沒有抱怨只有深深的抱歉，她認了自己把這輩子給過糟了。

還好老天爺疼惜，至少生命中最後一哩路還有愛人陪伴，已經足夠。她表示一輩子都在追逐，追求愛、追求錢、追一些不屬於自己的東西，永遠看不到身邊單純的小幸福，還好有這一場病，像照妖鏡一樣把自己原型逼出，臨終前的懺悔希望能稍稍彌補過去犯下的錯，認了這一世的種種罪行，只期盼來世的路能好走些……。

每個人的一輩子都有一個屬於自己的舞台，故事演得好不好，終究是要落幕，在舞台上有沒有用盡全力表現、有沒有努力扮演好自己的角色，差別在於演出結束時能不能問心無愧地謝幕。人很難期待不勞而獲，尤其是內心平安這件事，會算帳的決不會是別人，臨終前無法挑戰的永遠是自己的良心！

很感謝她願意坦誠與我分享，這些故事也將成為我生命中最有價值的收藏。

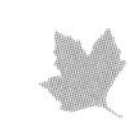

每天一朵百合花

最純粹的愛與感恩

百合花很有生命力，他記著我愛百合，來醫院就會送一朵給我。

根據消化內科護理師的交班，阿鳳已經大腸癌末期多處轉移了，是個客氣溫柔的好病人，之前病況還沒那麼差之前，阿鳳都是自己來辦住院，說是不想要麻煩家人，因為三個孩子一個高中、一個國三、一個小六，丈夫和婆婆不但要照顧瓦斯行的生意，也要接送孩子上學。住院期間阿鳳只要能自己來的，絕不隨便按叫人鈴，有時精神體力還好，還會幫忙同樣住在健保房病人，拿床單、倒尿壺、裝開水……各種小事她都不嫌麻煩。

疼痛評估的重要性

直到醫師說阿鳳對於化療的反應愈來愈差，恐怕體力無法支撐後續的治療，此後住院，阿鳳身邊都有先生陪同，就算中途會回去店裡幫忙，也是天天出現，每天來都會帶一朵白色的百合花，送給阿鳳。每次阿鳳談起先生都是笑臉盈盈，同個病房的病人，都誇阿鳳嫁了一個好老公，我問阿鳳為什麼獨獨鍾情百合花，她說：

「百合花看起來就很有生命力啊，以前去菜市場我想買，老公都會說我浪費錢，誰知道我生病以後他就突然想通了，還記著我愛百合，有來醫院就會送一朵給我。」

阿鳳照會安寧共照的原因，是因為癌細胞已經多處轉移，需要疼痛控制，所以才由安寧的團隊前去協助。阿鳳很能忍痛的，每次都痛到七、八分才會說，這觀念實在不好，調藥也需要病人的配合，就這部分要再好好的衛教一下，先了解阿鳳的擔心再來做溝通。通常疼痛評估是根據病人的主訴作為調藥依據，用疼痛量表零至十分讓病人自評突發性疼痛落在幾分，分數愈高，痛愈厲害，再輔佐其他客觀條件來綜合評估，例如：疼痛時間維持多久、突發痛發作頻率、做什麼動作時最痛、最高痛點到緩解時間共有多長等，來伴隨列入給藥考量。

當癌症治療效果不佳，通常也是安寧療護介入的時機，趁著阿鳳老公還沒來，我想知道她自己有沒有特別的想法，聊這種沉重的話題，需要一些比較輕鬆的開場白：

「阿鳳，看先生這陣子每天都會幫妳送吃的來病房，你們從以前就這麼好嗎？」

「怎麼可能，我以前是童養媳，整整大了他六歲，還沒結婚前我都要叫他小老闆。」

「光聽到童養媳和小老闆這個組合，就覺得妳一定也有很多辛苦的地方。」

「這都不重要了啦！老天爺同情我，提早要接我去好命，不用再操世間人的心。」

果然是豁達之人才能說出口的話，我很欣賞阿鳳有種自己獨特的智慧和幽默，於是我一邊幫她做足部按摩，她也分享她的人生故事給我。

用感恩的角度看待

阿鳳生長在高雄鄉下，一出生沒見過媽媽，聽說是跟別人跑了，爸爸後來在阿鳳兩歲的時候出車禍過世，阿鳳是由奶奶一手帶大，從小因為這樣坎坷的身世，阿鳳在村民及同學的眼裡，都是不祥之人，總覺得這個身型瘦小的女孩，是帶著詛咒出生的，才會命運這般乖舛。在阿鳳小六的時候，奶奶因為肝癌太晚發現治療效果差，所以把阿鳳托給同村的好友，讓阿鳳可以去瓦斯店裡幫忙，順便換一口飯吃，奶奶的好友後來成了阿鳳的婆婆，十分善待她。

婆婆因為當年身體不好，頭一胎生了男丁之後，第二胎難產後就不孕，後來公公又因病早逝，於是婆婆就一個人帶著孩子，守著瓦斯店安分過生活。這唯一的男丁名字叫阿勝，從小就不喜歡讀書又愛玩，但家裡大小事從不逃避責任，只要婆婆叮嚀，阿勝一定照辦，就連婚姻阿勝也聽從母親的安排，阿勝深知母親為了他受了許多苦。

阿勝自己是獨生子，沒有手足，最愛就是和朋友喝酒聊天，後來迷上了跳舞，整晚都泡在舞廳裡。阿鳳會在店裡忙完、孩子也睡了之後，騎摩托車載先生去舞廳，等到翌日清晨再把醉醺醺的丈夫載回來。聽到這裡我都要嚇傻了，我聽過的賢妻良母種類很多，但接送丈夫去舞廳這倒是頭一回，我問阿鳳她是怎麼調整自己心情的，她淡淡地回我：

「我不用調整心情啊，我只是幫我婆婆顧好他，不然他自己開車去，萬一喝醉發生車禍，我婆婆就沒依靠了。從我小時候進這家門，我婆婆待我就像親生，吃、穿都是好的，知道我小時候窮怕了，愛吃白飯，後來還特別買日本的電鍋給我用，能吃到熱騰騰的白飯是人生最幸福的事。我也很感謝我先生，他的條件可以找到比我好萬倍的女人，卻因為我婆婆一句話，他就答應娶我，婚後也很尊重我，對我很客氣沒有講過難聽的話，外面的逢場作戲，也從不帶回家，他們都是我的恩人。」

「只是我小時候營養不良，身高不到一百五十，我先生高了我快一尺，那天才在想說，以前年輕還可以靠蠻力撐，但過了五十歲體力變差，加上我先生的體重也變重了，再過一陣子恐怕是會載不動。腦子裡才這樣想，沒想到以為是老毛病痔瘡出血來醫院檢查，就發現是癌症，老天爺很靈驗耶，知道我累了，讓我早點回去休息。」

接下來，就交給你了

阿鳳說得雲淡風輕，我在床尾那一頭早就哽咽到不行，這根本就是偉人的故事啊！我自認自己連阿鳳十分之一的好心腸都沒有，我很謝謝阿鳳願意跟我分享她的人生故事，阿鳳卻說這種事她很少說，以免多一個人叫她「掃把星」。阿鳳對自己的善終之路很有想法，連後事都請先生要簡單辦，有多的預算就捐去孤兒院，不要浪費錢在喪禮上面。

我最後問阿鳳擔不擔心三個孩子的照顧問題，她很灑脫地說：「有什麼好擔心的，他們都比我還好命，我婆婆和先生都疼，比起我小時候的狀況，他們有自理能力後才失去母親，算很幸運了。我捨不得的是我婆婆已經高齡，還要送我走，這是我最過意不去的事情，我唯一請求先生幫的忙就是，別讓婆婆擔心他去舞廳路上的安全，他也一口答應說以後不去了。」

等先生送晚餐來，就協助阿鳳完成「預立安寧緩和醫療暨維生醫療抉擇意願書」的簽署，我看著阿鳳先生，說這女人真的很難得，他突然眼眶紅了起來，一臉愧疚地說：「是我沒有好好照顧她、辜負她了。朋友都說這種女人天底下沒有第二個了。」

氣氛這麼好，我問這對夫妻要不要來張合照，透過鏡頭，我見阿鳳笑得極為溫柔，而阿鳳的先生卻哭得像孩子一樣，任性地說：「妳也不要這麼急著離開我們啊！」

阿鳳笑著慢慢說：「乖，要換你當家囉！」

夫妻間的情分有長有短，有好有壞，多數人在感受痛苦的時候，會先選擇保護自己，讓自己逃離痛苦的情境，離婚是當今很容易發生在夫妻沒有共識時的選項之一。我卻在阿鳳身上看到最珍貴的特質是「純粹的愛與感恩」，不管先生做了什麼事情，阿鳳想的不是去中斷痛苦連結，反而是更堅毅地做好自己的事情，緊緊保護跟先生之間的連結。

我也做不到，所以更需要寫下來，提醒自己這不是不可能，我很需要學習「純粹的愛與感恩」，來保護親密關係的連結，而非負氣中斷。

◎阿杏安寧療養護理站

第一次接觸病人時會做全面性的疼痛評估，包含生理、心理、社會層面及個人病史，而評估目的是建立「疼痛診斷」，並進一步擬定個別性的疼痛照護計畫。依循世界衛生組織的準則，使用好的止痛藥有3點原則：循序漸進、經口服用、定時使用。

詳情可參閱台灣癌症基金會網站〈癌症病人的疼痛該不該忍耐？〉與醫·思維〈【疼痛評估】感到痛楚卻無法形容？認識疼痛評估表可更準確表達疼痛程度〉。

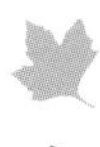

自己善終自己決定

安寧療護的重要步驟

簽署預立安寧緩和醫療暨維生醫療抉擇意願書，是為自己打算，也是為家人著想。

家系圖是一種很方便快速記錄的工具，能在最精實的時間呈現家庭動力脈絡，所以通常在進行深入的會談之前，盡量用各種方法，去理解每棵家族樹的獨特樣貌。是綠葉成蔭，還是盤根錯節？是稀疏凋零，還是枝繁葉茂？每一棵樹，仔細聆聽，都有一個自己專屬的生命音符。

照護的時間，也是交流的時機

下午五點到床邊訪視阿明伯的時候，見到地上隨手丟棄的衛生紙團數量，有點嚇到我，床底下一團一團用過的衛生紙，已經推成一座小山了，但就是沒有人把垃圾收

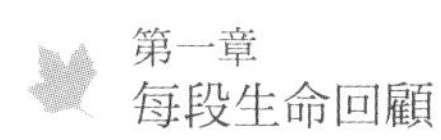

集起來丟掉，正當我狐疑的時候，阿明伯不好意思的說：「每次我把衛生紙丟進塑膠袋，我女兒又會把垃圾袋倒出來，她怎麼講都講不聽，最後就隨便她去了，實在是對妳們很抱歉，我女兒她也不是故意的。」

我坐在床邊，徵得長輩的同意之下，幫阿明伯把身上的皮屑用冷壓初榨橄欖油加紗布慢慢一圈一圈擦乾淨，感覺長輩應該很多天沒有好好洗澡，因為身上油垢味有點重。我沒多問，但阿明伯顯露出欲言又止的樣子，於是我說：「阿明伯，你想講什麼就講什麼，不想講話也沒關係，我來探視你本來就規劃有半小時的時間，我現在幫你做的事情，我也會幫其他人做，你不用不好意思喔！」

女兒的狀況，父母勞心勞力

阿明伯這才慢慢地說，女兒從小就是個自律性很強的人，一直都沒談戀愛，在各方面的表現都不用父母操心。誰知道一出社會沒多久，就認識在當汽車業務的先生，兩個人個性完全不同，卻互相吸引，認識不到一個月就奉子成婚了，這件事當時兩家人都很不看好。

果不其然，婚後跟婆婆同住，和婆家、丈夫都相處得不好，產後也出現憂鬱傾向，孩子雖然平安生下來，但吵吵鬧鬧了六、七年，一直到丈夫有了外遇才訴請離婚。雖然女兒也積極想爭取孩子的監護權，但不知是否因打擊太大，離婚後的女兒先是去前夫的公司大吵大鬧，還擅自去幼稚園帶走念小班的兒子，種種失控的行為，最後導致自己失去孩子的監護權。女兒不放棄，整天往前夫家跑，守在家門口等著看孩子，最後前夫因不堪其擾，連夜帶孩子搬走，女兒見不到孩子後，精神狀況急速惡化。

接下來的日子，女兒開始封閉自己，沒能力出去工作，乾脆躲回娘家住，整天關在房間喃喃自語，家人經不起折騰，勉強帶她就醫，才發現一連串的打擊，讓她精神狀況出了問題，連身體清潔都無法自理，要靠兩老幫忙。照顧女兒的過程中，阿明嫂也因為壓力大，吃睡都不正常，在一次出門幫家人買早餐的路途中，不確定是不是因為精神不濟，竟然發生車禍自撞身亡，這事件讓這個家從此烏雲罩頂。

每個人的內心，自有答案

當時兒子剛要從專科畢業，為了減少家裡的負擔，選擇留在軍中服自願役，主要也是考量薪水穩定，這個家總得要有人可以當支柱撐下去，對於兒子的貼心，阿明伯心懷感激。

阿明伯的診斷是胰臟癌末期，早期的胰臟癌幾乎沒有症狀，因此很容易延誤就醫。阿明伯是一直到發現自己食慾不佳、體重減輕、上腹部也出現悶痛的感覺，忍不住才勉強就醫檢查。談話過程中，阿明伯提到：「自從太太過世之後我就開始吃素，想幫身邊所有的人祈福，我沒有很怕死，我比較怕的是，女兒的事情會影響到兒子的幸福，還好我這個兒子很懂事，從來沒有在我面前抱怨過。」

這次照會安寧共照，為的就是要先幫阿明伯調整止痛藥。負責的住院醫師很認真、也很用心說明病人的狀況，再加上一位豐富經驗的護理師和身經百戰的個案管理師，四個臭皮匠早就勝過諸葛亮。我們一起討論戰略，除了調整止痛藥之外，也共同擬定後續照顧模式，最終希望趕在病人意識清醒，且女兒強烈反對安寧的狀況下，問出阿明伯自己對善終的規劃。

根據經驗，多數長輩會陳述一種接近「不怕死只怕拖」的概念，要怎麼在感覺像是拖磨的過程中，找到可以讓病人和家屬同時理解「生病其實是一連串探索生命意義的問號」，若能在尚有餘力的時候不斷自問自答，每個人內在最終的答案，便呼之欲出。

其實阿明伯的女兒自從生病之後，就忘記自己有結婚生子過這件事，雖然已經三十多歲，仍然把自己打扮得如同少女，喜歡穿有蕾絲的衣服，但衣服的樣式早就不是這個年代該出現的樣子。女兒之所以反對阿明伯進行安寧，也因為她腦海中停留的年代，安寧照護還不是很健全，所以不管誰跟她提到「安寧」，女兒都會很戲劇化地大叫說：「這麼不孝的事情我做不出來，走走走，妳們可以走了。」

自己的善終，自己規劃

這次選擇解釋病情和簽署「預立安寧緩和醫療暨維生醫療抉擇意願書」的時間，特別請兒子跟部隊請假，也事先支開女兒，怕的就是場面會失控。當阿明伯聽完醫師

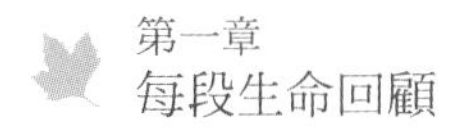

說明之後，很自在地就拿起紙筆完成簽名，剩下其它個人基本資料的欄位，如地址、身分證字號，本擔心阿明伯若無力全部完成，就由兒子來代勞。結果，阿明伯很有氣魄地說：「我自己的事，我自己來完成就好。」剩下兩個見證人的位置，一欄是請好友幫忙，一欄是請鄰居幫忙。兒子沒有當見證人的原因，也是因為女兒的記憶中，弟弟還在念五專，沒有滿二十歲。

還好女兒從小就很護著相差五歲的弟弟，這印象也牢牢地刻在核心記憶中，當簽署完成，兒子用自己的方式來跟姊姊溝通，也特別強調，雖然簽了不急救意願書，但不代表醫療團隊什麼都不做，也不是家人無情的棄守，反而是積極地依照長輩的需求，爭取最大的努力空間，這個做法，是尊重長輩能勇敢決定的溫柔。

◎阿杏安寧療養護理站

安寧共同照顧收案是由原照護團隊成員照會各醫院的「安寧共同照護小組」後，評估病人是否符合條件，且病人或家屬同意接受安寧共同照護服務並簽署服務說明書。有關收案對象、收案流程原則可參閱「全民健康保險安寧共同照護試辦方案」。

先愛回內在的小孩

放下家庭帶來的原罪

只要我們願意，心裡結疤的傷口是有機會透過各種方式來解鎖並修復的。

精明能幹的單身女性——琳玲，和朋友創業，也是補教界的名師，第一次看見她的時候，說真的，覺得很有距離感，她很明確透露出一個訊息就是：「不想跟我多聊。」

年輕的時候，病人家屬果斷的拒絕會讓我很有挫折感，後來因為自己有了一年的生意經驗，在經濟上跌了大跤，生活型態也有極大的改變，在金錢上的困窘，導致我在那一年在社交與親密關係上，有了很不一樣的想法。那一年最痛苦的是搞丟一些知己好友，人在黑暗低潮時，凡事都備受考驗。

這樣的獨立，是一種苦撐

琳玲很早就發現自己的右邊下頷有一個腫塊，但因為一直忙於工作，對健康沒有什麼警惕，並沒有太理會身體這個警訊。不知不覺從年初拖到年底，腫塊也愈來愈大，甚至影響到外觀，不得不到醫院來檢查，一開始她並沒有打算讓其他家人知道，透過影像檢查和切片報告，確定是惡性細胞，醫師建議要趕快在右鎖骨植入人工靜脈血管，琳玲沒有讓其他家人知道便進行手術。

前後進行五次化療，效果並不顯著，正當醫師考慮是否再調整化療用藥的時候，骨頭掃描報告顯示，癌細胞已經骨轉移，這讓琳玲更抗拒繼續在醫院治療。只是偶爾回門診來拿止痛藥，比起在醫院坦露自己的彆扭，她選擇找中醫來調理身體，沒有侵入性的治療，感覺比較自在。

等我知道需要服務這個案的時候，其實是因為腫瘤出現傷口。雖然琳玲有託人找了一個打掃備餐的阿姨來家裡幫忙，但在身體清潔和傷口換藥的部分完全不假手他人，最近一年來，健康狀態明顯愈來愈差，很多事情已經無法再逞強，尤其是腫瘤傷口不定時的疼痛和出血、吞嚥已經明顯困難、呼吸也很費力，在各種不得不的狀況之下，琳玲從急診進了病房，確定癌細胞已經擴散到肺部、腦部跟全身骨頭，還是沒有其他家人知道。

適時尋求幫助並不是軟弱

第一次訪視，自我介紹完之後，就先跟醫師討論疼痛用藥的調整、協助傷口換藥，因為發現病人身上有些異味，便詢問是否可以進一步協助身體清潔，她婉拒了。這時她的狀況其實不是很好，說話都有些喘，我用枕頭協助她把姿勢換到一個舒服的位置，約定明天會再過來。

第二次訪視，我幫忙換藥完之後，就用冷壓初榨橄欖油加精油幫琳玲做放鬆撫觸，後來她小睡一下，我輕輕關上門就先離開。

第三次訪視，我幫忙換藥完之後，一樣用冷壓初榨橄欖油加精油幫她做放鬆撫觸，琳玲自己開口問：「妳有要跟我說什麼嗎？」

「這幾天來，看妳很不舒服，相信妳對自己的病情也有一定的了解，反而是我想知道，妳有什麼事情想問我的嗎？」

「我知道自己狀況已經很差了，我也沒有想再繼續治療的意願，接下來我還有什麼選項？」

「其實可以讓妳比較不受苦的照顧方式，安寧病房和安寧居家都是一個選擇，只是當妳身體愈來愈虛弱，可能需要一個妳信得過的人，來協助接下來各種狀況的處理，當然也包括要簽署不急救意願書，這個人選，會尊重妳的想法來協助聯繫。」

接著，琳玲用眼神示意我，把手上記錄的筆記本遞給她，她在空白處寫下了哥哥的聯絡電話。

當我打電話給哥哥，盡可能簡單扼要地說明這一切事情，讓自己聽起來不要太像詐騙集團。聽我說完這一切的哥哥，沒有多說什麼，只是長長嘆了一口氣，我們約在隔天見面，琳玲的姊姊也會一起來討論。

約定時間到了，琳玲的兄姊準時出現在會議室。通常家庭會議的進行，會先讓原科的主治醫師先解釋一下病情，說明病人現況以及為何邀請安寧團隊一起協助照顧，確認家屬都明白也詢問想知道的問題之後，接著會由我來說明安寧療護在這個病人身上所要協助的事宜，如疼痛控制、傷口換藥、舒適照顧等，最重要是後續的照顧方向，包括後續是否接受安寧療護、簽署「預立安寧緩和醫療暨維生醫療抉擇意願書」，這些都需要家屬和病人有共識，我們才可以進一步協助。

家庭關係造成的疏離

會議結束後，哥哥有事要先離開，留下姊姊跟我單獨兩人。看得出來他們其實都是關心琳玲的。我向兄姊表達願意出席的感謝，姊姊也客氣地說，若不是妹妹都沒有聯絡，否則他們應該要更早出現的。我簡單說明一下，最近照顧琳玲的心得，多數時間她都很沉默，疾病為何會一發不可收拾，也跟她的倔強有關，不知道為什麼琳玲跟家人的關係這麼疏離。

姊姊說，其實原本家人的關係非常好，爸媽都是公務人員，對於三個孩子的教育也相當重視。但在琳玲剛升國中的時候，父親當時有了外遇，受不了天天爭吵的生活，曾一度搬離開家，雖然還是會拿錢回家也會關心孩子，但家裡的氣氛已經完全不同於以往。

兄姊和琳玲歲數相差較多，當時都已經上大學離家生活，只剩琳玲跟母親單獨生活，琳玲知道母親很難受卻依然堅強，所以在學業表現跟生活自理上，從不讓母親擔心，把自己照料得很好。一年過後，外遇對象把父親的存款全部帶走，父親只好落魄回到家中，母親仍是接納父親回來，但琳玲非常不諒解父親自私的行為，跟父親之間的互動變得很差，有時可以一整個禮拜說不上一句話。

原本母親就是琳玲與父親的溝通橋梁，在琳玲考上大學那一年，母親因為罹患乳癌延誤就醫，發病後不到一年就離世，這件事情對她的打擊很大，母親過世後，她便開始半工半讀，再也沒有回過那個只有父親一人的家，跟兄姊之間的聯絡也寥寥可數，家庭關係的驟變對於思想尚未完全成熟的孩子，影響真的很大。

心裡的傷疤是可以修復的

琳玲從來沒有進入過感情生活中，出社會工作後各方都力求表現，每次過年過節兄姊都會邀請她一起回家，起初琳玲會找各種藉口婉拒，後來乾脆不接兄姊的電話，過起獨行俠的生活，兄姊無奈卻也不知道怎麼改變她的想法，再接到電話時，就是討論病情的通知了。

最後的安排是，由哥哥來接手整理琳玲的工作及保險、財物；貼身照顧就由姊姊和看護一起輪流。琳玲很想出院，所以先從安寧居家的照顧開始，等後續病情需要，再轉安寧病房，唯一沒變的一點就是，她仍拒絕讓父親知道自己生病的事情。

成長過程中，每個人都要去面對一些不想要卻不得不承擔的逆境傷害。當還是孩子的我們，都需要父母的保護與引導，才能健康健全的長大。只是若父母親也有屬於自己成人的困擾，無法承擔起照顧家庭的良好功能，孩子在無法拒絕也無法逃避的狀況下長大，耳濡目染、潛移默化所吸收下來的負能量，恐怕勝過父母和師長諄諄教誨的言語。

但活在這個年代的我們，其實可以透過很多的管道來重新整理自己，不管是閱讀書籍、心理諮商或是參加各種自我覺察的課程等，都有機會學習如何重新愛回自己，重新好好照顧自己內在的小孩。我很不捨琳玲，我遇見她時，能改變的空間已經很有限了。

若你跟我一樣，也有自己內在很深的困擾，你一定要相信，這世界還有很多的美好，我們不需要把家庭的原罪背在自己身上，可以理解的是，長壞的大人，曾經也是缺愛的小孩。只要我們願意，心裡結疤的傷口是有機會透過各種方式來解決並修復的；只要我們願意，沉重傷痛的日子，是有機會用自己喜歡的方式來好好經營。

人生還有很多的美好，想重新活出我們的第二生命，就是先愛回內在的小孩，先跟這傷痕累累的小孩說：「我知道你辛苦了，這一切都會過去的。」

◎阿杏安寧療養護理站

家屬最常詢問的問題前3名：

1.為什麼要做安寧療護？

2.安寧病房是在等死嗎？

3.安寧病房和一般病房有什麼不同？

都可以參閱台灣安寧照顧基金會網站——常見問題。

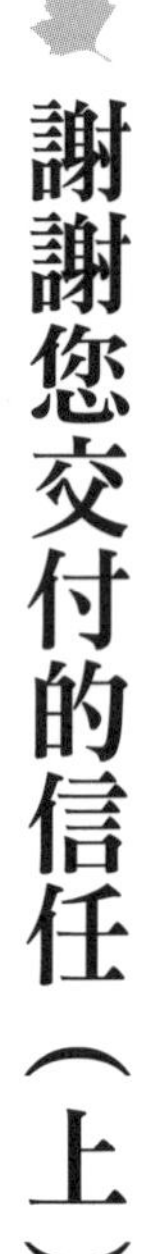

謝謝您交付的信任（上）

在每一次服務中汲取寶貴經驗

你們的信任與交託，是我最珍惜的一部分。

我剛認識力鵬的時候，他四十歲就已經是腎臟癌末期，而且癌細胞還擴散到肝臟、淋巴及右腹腔，醫師建議做安寧居家，每週家訪一次。當年我在社區的非營利組織單位工作，主要工作內容是規劃照顧服務員的教育訓練，另外也開展在社區護理師可以推廣的自費服務項目。

了解病人的家庭結構

我已經忘記力鵬的姊姊是怎麼找到我們單位，當時力鵬已經接受安寧居家服務，但因為病況愈來愈差，已經在排隊等候進入安寧病房，不確定何時才有病房。但我印象深刻的是力鵬姊姊的聲音好溫柔，她對力鵬的擔心，在言語中表露無遺。開案時除了會關心病人的病情，照例也要詢問病人的家庭背景，了解家裡的主要決策者和主要照顧者，這對於後續的溝通和照顧安排很有幫助。

單身的力鵬是家中排行最小的老么，和我一樣都是六年四班生，個性較為內斂嚴謹，家裡有對他很好的姊姊和哥哥。大學畢業後在姊姊的鼓勵下順利考進公家機關工作，罹癌後治療穩定時也會繼續工作。從小力鵬的父母都很忙碌，哥哥姊姊也很獨立，自己唸書生活，而身為家裡最小的孩子，力鵬常常覺得自己很孤單。

從小力鵬就特別渴望媽媽下班，那是力鵬覺得最幸福的時候，父親的嚴厲在母親溫柔的包裹下，讓小孩心裡的害怕恐懼，得到很好的出口。當力鵬診斷癌症的第一年，當時媽媽很操心也很照顧他的身體，沒想到力鵬病況漸入佳境，媽媽卻在他罹癌第三年得到肝癌過世，這件事一直讓力鵬很自責，總覺得是自己的病害得媽媽太累，也是在媽媽過世之後，七十歲高齡的爸爸開始獨居生活，子女有空都會常常回去探視。

舒緩按摩幫助病人減緩不適

第一次到家裡去看到力鵬，他的外觀有明顯腹水、雙腳水腫，就是那種食指壓下去，過了很久皮膚還不能彈回來的狀況，瘦到皮包骨，還伴隨著腹脹、便祕、疼痛、食慾不振、噁心嘔吐感等。

所以初次見面，我就幫他做了足部護理，以乳液作為潤滑，幫下肢舒緩按摩，搭配他的呼吸頻率，動作輕柔緩慢，並在按摩後熱敷促進循環，減輕腫脹的不適感。同時也建議家屬可以自行購買消腫配方的精油來使用，潤滑效果會更好。另外針對他的便祕，我的建議是平日飲食中可以補充西梅汁、黑棗精、益生菌等，若仍無明顯改善，可考慮食用少量冷壓初榨橄欖油，一次十五毫升，一天二至三次，別超過三天，怕是吃到變成拉肚子，可就不好了。

同時也示範教導家屬，如何使用德國百靈薄荷油，在腹部的區域由內向外順時鐘環狀輕抹，消除脹氣。若日後立鵬的體力許可，每日可選固定一餐飯後，在進食後三十分鐘做一下腹部按摩，再去蹲廁所三到五分鐘，訓練在固定的時間產生排便反應。

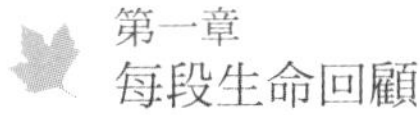

因為腹水的緣故，讓病人的穿著也變成了一個大考驗，我建議不要再穿套頭的寬鬆T恤，每次的穿脫對病人來說都是大考驗，可換成開前襟扣鈕釦的棉質睡衣，褲子則可以選用孕婦褲替代，可隨時任意調整腰圍的大小，非常實穿。

安寧照顧知識的傳遞

飲食向來是家屬最擔心的部分，因疾病導致病人嚴重水腫腹脹，食慾相對變差，吃得很少，這也讓家屬在備餐上特別困擾。病人常常表達自己想吃的東西，家屬煮了一鍋，但病人卻吃不了幾口。這部分我建議，可以購買坊間專門販售的嬰幼兒副食品，種類多、份量少，成分也健康，取代家屬自備的困擾。

服務結束最後還有一些小叮嚀，關於疼痛控制及自我疾病管理，教導家屬要協助記錄病人每日不舒服的症狀及疼痛頻率、強度，做為日後醫師調藥的依據。等候安寧病房的床位若不順利，可以考慮同步去高雄市區其他也有安寧病房的醫院，拿病歷摘要預約排隊，排床時也務必詢問每家醫院，恰好碰到過年期間，居家若有不舒服，屆時可以聯繫入住病房的窗口資訊，確認萬一有緊急狀況發生，可以順利住院。

這一次的自費服務時間，加上和家屬衛教溝通，前後大概花了快三小時，我很珍惜這一次的服務經驗，畢竟脫離了醫院，還是很希望過去多年腫瘤及安寧照顧訓練，能繼續發揮作用幫助更多的人。當我仍保持護理師的身分，卻不屬於醫院，也不屬於居家護理所，那我還可以做些什麼？想多做一點不同的事，卻仍是用護理師的角度出發，原來這思想的萌芽，很早就埋在我心底了。

珍惜每一次服務的經驗

這故事其實沒結束，但我想先說的是，我很感恩每一個曾經給過我機會，讓我可以嘗試去做自費服務的案家，沒有你們的信任和支持，我不可能一步一步累積能量、再三調整，然後在反覆地修正中，長成今天的阿杏，你們的信任與交託，是我最珍惜的一部分。

我也承諾自己，要不斷分享服務中讓我感動並投入的每一部分，期盼大家開始認真把善終也規劃入日常的準備中，效果便能像漣漪一般，一圈一圈慢慢傳遞出去。

我的信念是，一天只要能把好的影響多傳給一個人，我相信接下來的翻轉，就是天父會親自接手動工，無需擔心太多，儘管盡全力做好自己工作就行。

◎阿杏安寧療養護理站

當癌末病人有便祕狀況，除了會依照醫囑給予用藥之外，也會視病人狀況協助腹部按摩，可與醫療團隊討論除藥物外，可以在飲食中增加：

1. 西梅汁：含有山梨糖醇，進入大腸後會吸收體內水分，刺激大腸蠕動。
2. 黑棗精：因含豐富的膳食纖維可促進腸蠕動。
3. 冷壓初榨橄欖油：每天空腹飲用10毫升就可以促進腸蠕動並軟化糞便。

詳情可參閱文章〈聽起來太完美了嗎？了解一下甜味劑替代品的優缺點〉與〈便祕困擾？營養師推薦喝「天然緩瀉劑」有效助排便〉。

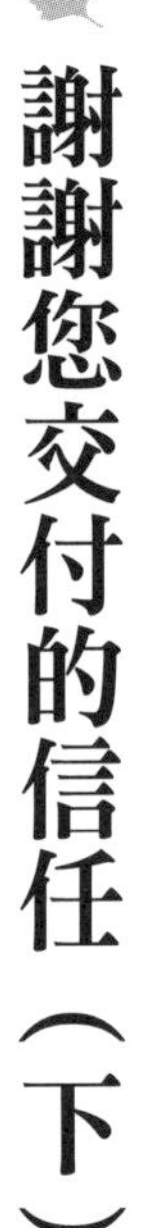

謝謝您交付的信任（下）

一起回憶那段青澀時光

我很喜歡他笑，希望最後我們相處的時光中，能努力讓他多留下一些笑容。

只要服務到年齡相仿的病友，不知為何，就會自然而然多出一份惺惺相惜，不管病友說到人生故事的哪個階段，不用刻意同理想像，記憶中的時光隧道，便可以很快帶我回到同樣青澀的年代，去感受我們曾經經歷了哪些年輕歲月。

如果我們剛好去過同一個地方，甚至連輕快地走在紅磚人行道上，聽著風吹樹葉沙沙作響，看著藍天一片晴朗無雲，心裡自由自在的細微記憶，我都能清晰浮現。

努力走向兩個人的嚮往生活

力鵬或許因為從小常常一個人待在家，天黑時若還沒有人回家，當時還沒念國小的他常常是害怕到大哭，他的哭聲會傳遍整條巷弄，直到有人回到家才停止哭泣。

孤單長大的力鵬，不管在學校、在團體、在職場中，跟同儕的相處都有困難，職場工作勉強穩定，但升遷並不順遂，此時力鵬內心更渴望的是，能有一個家庭生活來支撐自己。好不容易認識了一個心儀的女孩，但其實女方家長並沒有很認同這段感情。

在人生最煎熬的時刻，幸運之神並未眷顧力鵬，這時公司例行性的健康檢查，他發現自己是腎臟癌，值得慶幸的是，醫師表示因為初期，開刀就可以治療，後續固定回醫院追蹤就好。也因為這件事情，力鵬和女友也相依相惜一段時間，彼此鼓勵，加油打氣。

認真走了一段的小倆口，最後還是決定要步入禮堂，只是女方家長要求，希望力鵬先獨自購入一棟透天厝，這樣日後對女方生活相對有保障，這對當時才三十多歲的力鵬來說，即使非常勉強還是努力去完成。

此時力鵬已經是罹癌的第四年，恰恰身體檢查報告也出現異常，不知道是不是擔心好不容易得來的幸福變卦，力鵬並沒有積極去醫院檢查自己的身體，反而急著先完成婚事。

現實總是殘酷

強摘的果子從來不甜，婚後一年，力鵬就發現癌細胞以迅雷不及掩耳的速度蔓延全身，這件事已經到了無法隱瞞的狀況，沒想到妻子非但沒有不離不棄地陪伴，反而在娘家父母的鼓動下，主動要求和力鵬結束婚姻關係。

可想而知，這件事情對力鵬是多大的打擊，兇猛的癌症加上破碎的婚姻，雙重打擊，力鵬的身體很快地走下坡，所以我們才會認識。

故事走到這，我很清楚，雖然面對的是一個同年紀的病友，但我深深地感受到力鵬的內在，不折不扣是個缺愛的小孩。他並沒有做錯任何事情，只是很渴望愛，從很小的時候就希望能好好的被愛，他的心像一片乾涸的泥土，期盼能天空能偶爾落下充滿愛的雨水，讓這片心靈荒地可以得到一點滋潤，或許運氣好還有機會可以長出綠苗。

但力鵬赤裸裸來到世上，在最需要被愛澆灌和滋養的時候，家庭並沒有辦法發揮功能，最可惜的也是，成長過程中力鵬花了很多力氣，讓自己長大成人，卻依舊沒有找到合適的方法，來強壯自己的內在，以至於在人生路途上一路跌跌撞撞，不斷努力，也不斷受傷。

力鵬曾經在服務中告訴我，他很羨慕我可以有自己喜歡的工作和婚姻，我也很誠實地告訴他：「阿杏比你幸運的是，雖然我也誤入歧途念了一年高工的建築科，但後來實在是因為數學太差，不得不自己想辦法轉到護校，又因為必須要打工賺錢，所以不得不去當看護，也因為太早當看護，看到人生很多的無奈，所以不希望人世間再多添我一個悲情的故事，是病人的故事拯救了悲情的我，所以才得以死皮賴臉活到現在。」

沒想到，力鵬聽完這一段話，居然笑了，回我一句：

「原來是我救了妳。」

這是我第一次看到力鵬的笑容，我們相視微笑了一會兒，好珍貴的一刻呀！謝謝力鵬兄姊的信任，讓我可以很靈活地安排照顧活動，服務中我會嘗試播不同的音樂，然後才開始做舒適照顧。

音樂療癒你我心靈

有一次我播了王宏恩的布農母語歌曲——月光，沒想到曲子結束後力鵬主動要求我再播一次這首歌，第二次播放結束，力鵬索性要求我今天的服務，就讓這首曲子無限循環播放。

我問力鵬為何特別喜歡這首歌，他回答說：「這曲子的旋律，讓我感覺很像回到媽媽的懷抱裡。」接著，他就閉起眼睛，用一種很舒服很自在的表情，和曲子的旋律融合在一起。

這一天的服務，真的是一個很大的改變，我可以感受到我們之間的距離拉近，因為力鵬的心更放鬆了。此時也接近中午的用餐時間，我先幫他做了頭部、手部、腹部和足部的放鬆按摩，搭配引導自我暗示冥想，帶領力鵬回想童年快樂時光：

「夏天炙熱的陽光，微風輕輕地吹撫過樹葉，風也涼涼、舒服地吹在臉上，這時已經上到第四節課，肚子已經很餓，沒有辦法再專心於老師和課本上，反而超級期待能吃到媽媽親手做的便當，這便當一打開來就香味四溢⋯⋯」

我話才說到一半，力鵬便主動開口問我最喜歡便當裡裝什麼，我跟力鵬說：「我最喜歡吃滷蛋、滷肉配醬油拌飯，其實我媽媽做的便當都很好吃，所以我的便當有時不能等到中午，在第二節下課就已經吃完了。」我剛說完力鵬又笑了，我很喜歡他笑，希望最後我們相處的時光中，他還能笑，我就努力讓他能多留下一些笑容。

力鵬也跟我分享，他最喜歡的是，跟午餐一起出現的「金蘋果」，而且就是因為捨不得喝太快，會從塑膠瓶的底部咬開一小個洞，慢慢吸、慢慢享受，哇！這一段回憶太經典，這件事我也做過，我們都笑了。

回到家，我一邊寫工作日誌，一邊回想服務中所發生的一切，突然想起那首布農母語版的月光，趕緊去查這歌詞的含意：

「雖然失去了依靠，我們仍要感到快樂，

因為我們還有月亮。

雖然失去了立足的地方，我們仍要感到安慰，

因為我們仍有企盼。

在你的心中，依舊在意什麼？

在你的心中，已然遺忘什麼？

當你抬頭看著月亮，是否還有感動？

祖先說過的話，是否還在你的心中？」

是的，失去依靠仍要快樂，因為心中充滿盼望。力鵬，願變成天使的你，已經回到母親的懷抱，沉浸在愛與溫暖中，從此相伴，不再分離，不再孤單。

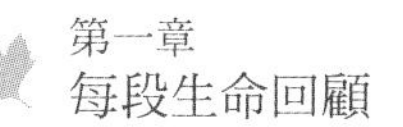

◎阿杏安寧療養護理站

音樂治療是利用各種形式的音樂活動，讓患者、家屬或照護者在音樂體驗中，滿足生、心理或靈性的需求。然而不一定每個安寧病房都有音樂治療師，提供照顧者仍可以依照病人對音樂的不同喜好來應用。

詳情可參閱台灣安寧照顧基金會網站〈【安寧行列】在音樂中看見彩虹〉。

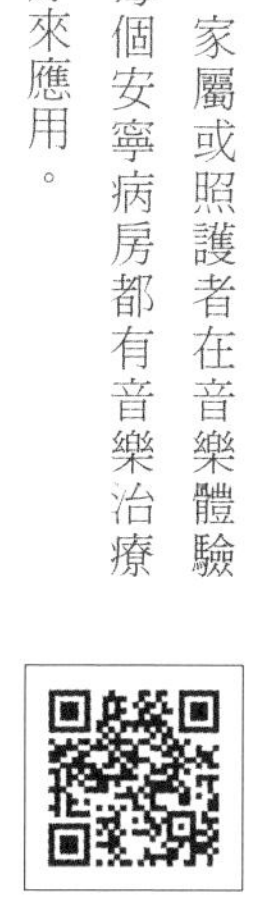

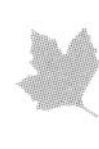

遇見讓我幸福的服務

最貼近理想的高品質照顧

教導者、照顧者、被照顧者三方都有收穫，是畢生的榮幸。

這緣分的線是怎麼牽起來的呢?原來是張大哥為了照顧高齡八十多歲的老媽，提早退休，也努力考取照顧服務員證照，不為謀生，只為更了解照顧長輩這件事。然後在照顧服務相關課程中認識了我，此後我們成了臉書好友。更巧的是，張大哥申請居家服務的照顧服務員也跟我熟識。

一直花時間不斷在長照、安寧領域，自我進修學習的張大哥，對於長輩的善終準備不只是觀念的翻新，而是完全用行動來呈現，我真的是打從心底地欣賞。在二月中，看見張大哥傳訊息詢問，因為長輩有灰指甲的困擾，能否協助，於是促成這次自費服務的緣分。服務前，先說明想拍照記錄分享的請求，沒想到張大哥很爽快，一口就答應。

這不是典範，什麼才是典範？想要健康老化，光靠觀念的翻轉還不夠，我們都需要像張大哥一樣，真正付諸行動，才能知道如何去面對自己老化中，所出現各種個別差異性的挑戰，願意做功課，收穫自然不同。

勾起兒時記憶

張大哥的家住在我小時候最常去的鹽埕區，這地方有我難忘的童年光陰。因為我媽媽是厲害的洋裁師傅，恰好國小時家離公路局車站很近，媽媽常有機會幫車掌小姐還有學校老師，量身訂做漂亮的衣服。除了選擇布料媽媽需要親自出馬，去當時鼎鼎有名的「吳響俊布裝」挑選，我也在媽媽的訓練下學會幫忙跑腿：配釦子、車布邊、買針線等，其中我最喜歡的一項工作是去地下街幫忙買從日本進口的洋裁書。當客人來到家中，都要翻翻書上模特兒展示的服裝樣式，一邊挑、媽媽一邊說明，一來一往地討論，費些功夫最後才能決定自己要做什麼款式的衣服。

愛河旁的地下街是台灣早年首座大型的地下街商場，位在高雄市鹽埕區中正四路與愛河交會處，當年我家就住在鼓山二路的台電對面，從小學四年級開始，我就可以獨自出門幫媽媽買東西。在沒有週休二日的年代，週六還要上半天課，下午休假出門剛剛好。

這一段路只有我自己一個人，是我很享受的一個人冒險。最常走的路線是先爬上大公陸橋，下到大公路直直走，穿過建國四路跟七賢三路，接到大勇路，然後走進殷殷盼盼的巴堂食品，買一小片讓我思念到流口水的蜂蜜蛋糕，然後放一小塊進嘴巴中，含在口中等慢慢化開，剛好走到土地銀行的阿婆飲料攤，買一瓶冰涼涼的彈珠汽水來解饞，那是小小年紀的我，走長長一段路最幸福的時候。

幸福服務的構成要件，除了在提供服務的過程中，自己和對方都感到收穫良多之外。更棒的是因著在地性的熟悉感，從一出發的開始，就能沿路去收集童年回憶的點點滴滴，這愉快的腦內啡無可取代，是額外多出來的福利。

足部照護所帶來的舒適感

目的地是棟強壯的老房子，還沒進門，主人家養的土狗黑哥不斷朝我狂吠，我不在意，我知道牠也需要適時來表現自己忠心。早就準備好的物品：臉盆和毛巾放在一旁，等老奶奶從洗手間出來，我希望接下來兩小時的服務能讓她有在美容院享受的感覺。

我先幫她用冷壓初榨橄欖油加檸檬精油沾棉花棒做口腔牙齦按摩，順便也清潔一下鼻孔，然後在長輩同意下，讓她帶上香香的拋棄式溫熱眼罩，接著幫奶奶做手部按摩，我發現雙手的指甲不太平整，就稍微修剪平整再用銼刀磨平。指甲太長或不平整，很容易造成皮膚抓傷。最後調整一個舒服的坐姿，最終目的就是讓奶奶困擾許久的臭甲問題可以改善多一些。

上過阿杏足部照護課程的都知道，我一再強調的是，足部照護最重要的目的，從不是著重在用各式的工具來修剪指甲，剪指甲的本身，並不會為長輩帶來快樂的感受，反倒是足部皮膚的徹底清潔，還有過程中不斷藉由舒適照顧和放鬆撫觸，讓長輩的五感：視、聽、嗅、味和觸壓覺都獲得滿足，這整體行雲流水操作起來，才是我眼中完美的高品質服務。

家中老小要顧好

服務中，張大哥一直提到我很認同的一句話：「老人家不好，我也好不起來；她好，我就好了。」一果真是一針見血的精闢見解，不需操心家裡長輩、小孩，三明治中間的世代才有力氣忙其他事。

我任性離職來到社區，嘗試做自費的衛教服務，一路跌跌撞撞，不斷修正尋找答案。沒想到，心心念念高品質、有溫度的服務，就發生在今天下午，教導者、照顧者、被照顧者三方都有收穫，這真是我畢生的榮幸。家屬的用心參與，以及照顧服務員的細心學習，在單次性質的自費服務中，不只教導舒適照顧，還有彼此生命經驗的交流，備受尊重的感受好無價，我極為珍惜。

再次謝謝張大哥，給我這麼寶貴的學習機會，讓我知道我的想像不是夢，雖然這種情況不多見，但相信，只要願意慢慢撒種子，總有機會一株一株開出燦爛花朵的。

◎阿杏安寧療養護理站

成人及長輩足部常見問題有下肢皮膚乾燥、脫皮、龜裂、角質硬化……等問題，可使用一小匙的「台鹽高級碘鹽」加5毫升的可食用「冷壓初榨橄欖油」，調成糊狀做成天然的磨砂油，用手心緩慢環狀按摩小腿跟腳跟約莫1～2分鐘，用水沖淨，不需要再用肥皂或沐浴乳洗過，直接用乾毛巾輕壓乾，即可達到清潔保濕一次完成。頻率可一週2～3次，做為足部皮膚長期保養。

第二章

上天給的考驗

人生無常，當身體出了狀況，
是病人的難關，還是家人的磨難？
老天總是不斷給我們出考題，還是沒有正確答案的難題。

錢要花在刀口上

貴的不一定好，合適比較重要

與其買一堆聽都沒聽過的昂貴營養品，還不如吃醫院裡自費購買的有保障。

透過合作的社工轉介來的個案，是老老照顧的組合，爺爺奶奶都是八十歲以上的高齡，且只相差一歲。還有一位外籍移工幫忙照顧，而且還是個脾氣和態度都極好的年輕女孩，我稱呼她為麗娜。

一踏進到屋子，就感受到他們的經濟能力不差，但房子空間雖大，裡面卻也堆積不少物品。看起來應該是自奶奶得到癌症後，屋裡物品的擺放也就漸漸失去控制，平日連要走動的路線都受到影響。原本退休後的兩人很會規劃自己生活，然而因為孩子中年突然中風，兩老不捨，才會從北部搬到南部來協助照顧。

脫離了原有的舒適生活圈和熱絡朋友群，一切當然不適應，只是為了孩子，忍也得忍，奶奶一度因為太過操勞而犯了憂鬱症，照顧幾年，孩子的生活慢慢能夠自理運作，兩老才開始重新架構起新的生活模式，到處去參加活動、出國旅遊走走，兩人還會固定去打高爾夫球呢！

人生的考題，一道接著一道

爺爺形容過去的生活時，口氣相當無奈，覺得老天爺很殘忍，一直在給他出考題，兒子當年生病時，兩老都快七十歲了，照護工作相當疲累，沒想到過了十年，又換妻子得到癌症，爺爺覺得很崩潰，此後沒有一天睡好過。生病後的奶奶雖然有照醫師建議治療，但因為開刀、化療、標靶治療都辛苦，爺爺便買了各式各樣高價的營養品，有的我有見過，但更多是我聽都沒聽過的。

這次生病，把奶奶的憂鬱症又勾了出來，走路說話還正常，但外型就是皮包骨。奶奶還很焦慮，一分鐘要喊好幾次外籍移工的名字，同樣的事情會一再反覆確認，剛坐上椅子就說想去床上躺著休息、剛扶上床就說躺不住想要坐椅子，一整天會這樣來來回回好幾次，我真的很敬佩麗娜都能夠耐心笑著回應。

第一次服務，目標放在不要讓爺爺奶奶討厭我，接著確認家裡這三人各自的需要，爺爺想出外去放風，但又放心不下；奶奶吃睡拉走都不穩，只有說話還行；麗娜每天在聲聲呼喚中，像陀螺轉不停，所以我們就整合一下現有的資源。一週使用兩次阿杏自費舒適照顧，爺爺若放心，這就是他的放風時間，在短時數的服務中，我也教導麗娜一些簡易好操作的舒適照顧技巧，等麗娜都熟悉，我就能功成身退。至於安寧和病主的概念溝通，我想還需要再一些些觀察期。

錢要花得值得

最後，爺爺還是很信任高價的營養品，我請爺爺要花錢，也要花在刀口上，與其買那些我在醫院從未見過的，還不如吃醫院有提供自費購買的，還好能從認識的廠商先拿到樣品，先讓奶奶試喝，覺得可以接受後再購買。

第二次服務，就應奶奶要求，把她超級介意、位在右腳搖搖欲墜的大姆趾甲，先泡水軟化，再仔細修理平整，這樣以後穿包鞋會比較舒服。我一邊做事，奶奶也慣性地喊：「李小姐，妳碰到我的腳我會很緊張呀！」還好麗娜聰慧，我們一起合作轉移長輩的注意力。我做足部照護，她負責雙手撫觸，隨著放鬆音樂讓奶奶固定重覆念「一、二、三、四」，希望她可以慢慢調整急促的呼吸頻率。還好服務結束後，奶奶同意我下次還可以再來。

「奶奶，我也一直被妳喊得很緊張呀！」

◎阿杏安寧療養護理站

若進食正常且熱量攝取足夠的癌症病人，不需再額外補充營養品，除非進食量太少才建議額外補充，市售品牌選擇可與醫院營養師討論。

詳情可參閱健康2.0網站〈先吃料還是先喝湯？癌友一定要補充營養品？營養師揭4大癌症病人飲食撇步〉。

我只是關心和擔心你

不被需要的關愛

不必要的關心和擔心，可能是衝突和碰撞的開始。

「我、只、是、關、心、跟、擔、心、你。」

細細數算，從小到大這句話在你生命中曾經出現過幾次？每一次的關心和擔心都讓你感到窩心嗎？你有辦法每一次都如實照單全收下這關心和擔心嗎？你是否曾有過吃不消這過多又無益的關心和擔心，卻又不知該如何拒絕，還要將自己未消化完全的心情即刻轉播，覺得內心負擔強過被關心和擔心的感受，這看似溫暖的舉動，真的對於當下的困擾有幫助嗎？

以關心之名的壓力

這明明就是一件再平凡不過的事，為什麼要說成這樣煞有其事的恐怖呢？我先自首，會談這個主題，並不是因為我做得有多好，反而自己在拿捏這個界線上，明白這是相當不容易的，即便小心翼翼仍有可能讓對方難受，更遑論想說什麼就說什麼的唐突了。若以「關心」跟「擔心」之名所表現出來的行為，其實要更加謹慎留意，常常我們所謂的好意不是每個人都能照單全收，再親密的關係都更要注意。

在國語辭典中「關心」的解釋是有留意、注意、關懷，掛念之意；「擔心」的解釋則是心中有顧慮及不放心的意思。看似都是好的用意，但我們回頭細想自己的人生經歷，有多少不必要的關心和擔心，反而是變成衝突和碰撞呢？

我內心其實抱持著很多的問號，在能看盡人生百態的工作中，我看過的關心和擔心千奇百種，情侶間的、親子間的、朋友間的、教友間的、甚至是我自己工作上，醫療人員對受照顧家庭的，當然也包含著我難以敘述的複雜關係。

情侶過度擔心彼此心裡狀態，最後演變成偷看手機、你追我逃；父母過度擔心小孩學習成長，最後演變成小孩只想遠離、投入虛擬電玩。朋友過度關心閨密家庭的生活，最後演變成每次聊天都像是在演八點檔；教友過度關心擔心彼此生活狀態，最後演變成個人信念強過信仰真理；醫護人員過度關心案家生活功能，最後忘記賦能比給予資源還重要。

請先好好關心自己

若是為了對方好的關心與擔心，有沒有問過對方想不想要？這些方式對方吃不吃得消？如果真的是停不下來，還是很想給出自己的關心，那麼你是談論的時間比較多？還是真正付諸實際行動的時候比較多？在資訊和閱讀都如此容易取得的時代，有沒有發現溝通早就是一門學問，各種人際關係間的友善維持更是。

你可曾為了要跟身旁親密的人溝通，好好做功課、好好想想一句話有很多表達方式，如果你心裡不屑說這麼一句話還要這麼用盡心思，那麼再請你平心靜氣檢視一下自己的生活狀態，你很滿意自己的工作和生活嗎？你自己的家人和親友全都搞定了嗎？都有確定的答案之後，我們再來關心和擔心別人的問題都還不晚。

十八歲的急性白血病病人——小傑，生長在父母親都是銀行高級主管的家庭，也因為父母親的工作都相當忙碌，所以從小就給奶奶一手帶大。小傑自小生活在父母給他安排各式各樣的補習和才藝活動中，據他說，這些安排都是父母減輕焦慮的表現。有時因為家人彼此時間搭不上，常常一個禮拜七天，家人也沒辦法好好聚在一起吃一頓飯。父母安排的路根本不符合小傑的個性，以至於當他要上國中的時候，父母才發現他的功課比想像中的差，但小傑的領導能力和好人緣在學校是出了名的，不管是社團、體育、各項跟讀書沒關係的競賽，他都是學校的風雲人物，小傑說，父母都不看重這些。

堅強與病魔對抗

小傑有一段時間常常感冒發燒，父母給了錢讓他自己下課後去診所看病，看了很多次不但沒有好，感覺症狀都更加重了，才輾轉來到醫學中心，最後檢查結果居然是要辦重大傷病卡的癌症。小傑展開反覆住院治療的生活，有奶奶陪伴的時間很少，多數都是他自己來，他覺得奶奶年紀太大不適合常常跑醫院。住院期間，下課時段會有很多同學換搭好幾班公車來看他，單眼皮的小傑笑起來有一種很迷人的魔力。

即便配合規律治療，疾病還是未見好轉，小傑想要嘗試做骨髓移植，最後多方考量，只剩下異體骨髓移植可以試試看，即使當時小傑的狀況已經非常差，但他還是很希望能夠拚一次看看，小傑的父母和奶奶在深談過後，決定即使成功機率不到三成，還是依著小傑的心願來完成。還記得要住進骨髓移植的房間前一晚，剛好我輪小夜班，下班後我們聊了許久，小傑當然希望這放手一搏能帶來新生命，但也不斷請我幫忙，萬一最後移植不成功，除了爸媽和奶奶之外，他不想太多人看見自己醜醜的模樣，希望還是在大家心目中維持美好的形象。

進行異體骨髓移植前，要先接受數日的化學療法合併放射線治療（之後簡稱化放療），盡可能徹底將骨髓和癌細胞摧毀清空，預備空出骨髓空間給新的骨髓生長。在化放療進行結束後約一至二天後，就會開始進行骨髓移植。這個過程相當辛苦，病人有時會忽冷忽熱，也可能會有蕁麻疹和胸部悶痛感，這完全要依靠醫療團隊的專業和病人的意志力來度過。移植後的二至四週是更需要密切觀察，因為之前投與高劑量的化放療讓身體免疫系統降到谷底，所以此時很容易感染及出血，需要多次輸血並給予抗生素來預防出血和抵抗感染病原。異體骨髓移植病人，另外還要再多接受防止及控制移植體對抗宿主病（GVHD）的藥物治療。

靜靜陪伴也很好

最終，小傑還是沒有出院，因為嚴重的急性移植體對抗宿主疾病，他的身體出現皮膚疹、腹瀉、腹痛、腸阻塞、黃疸、反覆發燒等，外觀和以往有了很大差距，這讓小傑最後一段路走得很疲累。父母都有請假到病房來陪他，至於同學只有少數一兩個在小傑允許下來到病房探視，小傑不斷交待要讓大家記住他最帥氣的樣子。小傑當天使的那一天，他母親伏在我肩膀上哭了許久，口裡不斷反覆叨念著：「早知道我就不要逼他去做這麼多他不喜歡做的事。」

當下我根本沒辦法安慰她，這也是出自於母親的關心和擔心，當時我太年輕，年輕到根本沒辦法給出有同理心的安慰，我只能借出我的肩膀，小傑的離開也重重在我心房敲了一記，我看見自己面對死亡的恐懼和無能為力，或許這也是我後來走到安寧的原因之一。

照顧病人的經驗，讓我有很深的體會，說了沒有幫助的話就要更小心、做了沒有益處的事情就要更謹慎應對、給了用不上的建議就要更三思詳談，這些沒有完美的做法，但可以常常修正。我們常會對身邊的人，做些看似關心、看似擔心的事情，但值得反思的是，這會不會只有處理到自己的焦慮，而沒有處理到事情的本身呢？把力氣放在對的地方很重要，我們能不能只單純地愛與相信，留給對方更多的空間去做自己，說不上話的時候，能靜靜地陪伴也很好。

再說一次，我自己也沒有做得很好，有時還是會失策跌到谷坑，我只是盡量在每個事件中去省思自己，也避免收下過多不必要的關心和擔心，捨去過多的負累，專心仰望主。

◎阿杏安寧療養護理站

目前血癌的治療大多以採周邊血液造血幹細胞的移植方式來取代骨髓移植。可參閱《好心肝會刊》第86期〈血液腫瘤科5問 陳耀昌教授專業解答〉。

功課做不完

身為助人者的尊重

有些事必須學著釋懷，看到生命不同的樣貌與價值。

煩悶的時候真的很想吹吹風，尤其是看瘦到皮包骨的末期病人，已經虛弱到沒有辦法表達自主意願，家屬卻還很明白地告訴我：「還很想拚拚看」、「一切都為了病人好」、「這或許是病人自己想要的」、「一定要救到底啦！不然親戚會說我們不孝」、「病人都已經病了這麼久了，不差最後這一點點時間啦！」尤其是最後一句，幾乎只能勉強試著理解家屬愛病人的心，即使這與我理解的善終差了十萬八千里。不平靜時我更要試著提醒自己：

「我所不能理解的一群人所做的決策，就如同他們也不能理解我的理念一樣。我不該大驚小怪，我應該要更有耐心、更有好奇心，去理解為什麼我們的視角不同，我們之間有沒有空間可以搭起橋梁。」

助人者與救助者

從屏東來的阿婆已經近九十歲的高齡，我第一次見她老人家就是在心臟內科的加護病房，全身都是管路，血壓已經掉到七十／五十毫米汞柱（mmHg），就怕升壓劑再持續給下去，全身的血管都努力將血液都擠到心臟去供給，靜脈因為長時間的血管收縮而造成上層皮膚壞死，人可以撐多久不知道，但就怕撐不住，還換來阿婆的雙腳因氧氣、養分供應不足，腳趾頭都變紫發黑。

我所接受過的訓練，教我維持一定合宜的禮貌，用溫和語氣跟家屬說明為何阿婆眼下需要安寧的介入；但我無能為力的是，若四名子女都沒有來到醫院，唯一能趕到的親戚又無法單獨做決定。我認真想過，是不是把說明的時間都拿來幫阿婆做舒適護理，然後對著病房的窗外請求老天爺憐憫老人家的辛苦，早點來接她，讓她早點免了這人世間的苦，或許還比較實在。沒有想到辦法解決病人的問題，接近中午時分，我胃痛了起來，連僅存的飢餓感都消失，阿婆就算不餓，我也飽了。

當意見和家屬完全對立的時候，我提醒自己是助人者而不是拯救者，兩者最大差異在於關係的界線是否清楚。

助人者的幫助是：清楚自己的職分，尊重受助者的決定不踰矩。

拯救者的幫助是：當對方不合己意，難以抽離並且心感到受傷。

不斷地自我修練

學習透過婉轉且清楚的說明，讓家屬理解什麼叫做臨終前的陪伴照顧，除了「救到底」的選項，其實還有另一種「安寧之美」，也是一種子女可以盡孝道的表現，更重要的是透過減少病人所承受的苦痛，讓病人走得舒適有尊嚴。至於說明完之後，家屬要做什麼樣的選擇，就完全尊重與接納也仍持續給予協助，畢竟，這是這個家庭的困境，這不要成為我扎在心上的一根針。

當服務結束慢慢騎車回家，繞著馬卡道路晃了高美館外圍一圈，感受冷風從臉上輕拂過，我的心跳、我的呼吸、我的大腦、我的全身都還規律地工作著。一直在思考的是：

「有些事情不能等待，因為病人的生命一直在凋零，在受阻的困難處學習謙卑，在受助的喜樂處感謝上帝；有些事必須學著釋懷，因為每個家庭的價值觀都不同。陪伴病人讓我看到生命不同的樣貌與價值。所謂的溝通，不只是希望對方懂，也要自己能懂對方，懂得心疼才會讓過程中的挫折變得柔軟好收藏。」

好好說話，是一輩子的功課。

生命的粹煉

人生本是一門修不完的學問

人原本看似一輩子很長，但又脆弱不堪，
究竟什麼樣的生命態度才能帶領自己走過生命的低潮。

小琪是一個約莫四十歲已婚的子宮內膜癌患者，父母親健在，還有一個讀小學高年級的女兒。自幼小琪就是眾人眼裡的乖乖牌，聽從家人對她的安排，結婚後有一份穩定的工作，因著朋友的引薦也找到一個屬於自己和先生的民間信仰。突如其來的癌症打破了小琪生活中的寧靜，讓她和家屬在民間信仰與專業醫療間的抉擇不停拔河，經歷多次的治療，小琪的身體終於漸漸虛弱。

第一次見到她，蒼白的臉孔露出禮貌的微笑，我先介紹自己是醫院的共照師，說明日後希望可以協助病人和家屬的服務內容，小琪也懇切地回報給我一個溫暖的掌心，說好往後的日子要一起努力。但身體終究是不敵病魔的侵襲，心理師、安寧專科醫師和我都盡力希望減緩小琪因病痛所帶來身心靈的折磨，原診療團隊也依著家屬的企盼，仍努力在投與全身性的化學治療。

奇蹟終究沒有發生。最後一次去看小琪，我沒辦法直視她的眼睛太久，浮腫的身體與雙眼，似乎在控訴醫療對她疾病的無能為力，只要深深看她一眼，我就可以感受到人間煉獄的苦痛。此刻的小琪雙眼無神張口呻吟，全身仍留著令人顫慄的點滴管、導尿管、PCN 引留管、造瘻口，還有藏在被子底下一顆肆無忌憚四處亂竄的大腫瘤，我一點也不覺得這個畫面是善終，但我不知道我還能做什麼，握著小琪腫到發亮薄如蟬翼的手，我的心很痛、眼眶很熱，雙腳止不住地顫抖，小琪我能幫妳什麼呢？

善終的難題

回家的路上我一直在思索，看到病榻上不成人形的小琪我縱有百般不捨，那身為她的先生、雙親、孩子、手足應該更千般、萬般不捨，他們心裡的苦又有誰能明瞭？就像趙可式老師說的，要善終，也要先學會善生與善別。

遇到喜歡的人想要共度一生是正常的，但是想要一起白頭到老卻是需要一點運氣的。自己或對方都有可能因為命運的安排而須面臨截然不同的故事結局。好的，成了喜事一樁，那壞的呢？也沒有說不要的權利啊！人生中有好多好多的功課是別人無法替代去完成，每個人都是單獨的來到世上也將要獨自離開，像顆種子一樣要在哪落地生根、要在哪結束一生，能不能有好的歸宿都有很多的變數，只是在成長的過程中能不能自在地依自己的需要存活在當下每一刻，這就見仁見智了。

分裂V.S.一致

人要善終、要能好好的走，真的需要很大的祝福與一致性。但在醫院常見的卻是病人自己、家屬、醫療團隊形成了一個對立的三角形——病人孤獨地親身經歷在治療的痛苦折磨之中，挑戰著一個未知數的未來，面對親友滿滿的關懷，有時連想逃離都成了一種罪過，治療是條漫長又艱辛的道路，至於結果是好是壞從來沒人可以誇口認定。常揣測病人想要的不一定是能夠痊癒，或許更貼近的說只是期盼在蓋棺論定之前能較輕鬆愉快主宰自己不聽話的身體罷了。

家屬看到摯愛的親人因生病隨時有可能會從自己生命中活生生地抽離，光是想都感到恐懼，所以盡了一切的努力為的就是要扭轉一個可能早就注定好的結局，所有的家屬因為自己與病人連結的關係遠近，各自在心底有不同程度的適應與拚命，因為愛，所以不捨得放手、因為不捨得放手，所以面對著生命有可能的凋零，死抓不放，傷了自己也讓病人不得安寧。

醫療團隊面對著日新月異的治療新知，像是業務員一樣，先清楚評估客戶的需求，再看看手裡有什麼適合的產品一一量身訂做，告訴顧客這個產品有哪些作用哪些副作用，經濟狀況好的就有較多元的選擇，經濟較差的也有健保給付的，大部分的情況是合則來不合則去，合作時間長久全靠老天爺決定。

遺憾的局面

三方的最終目的都是為求得一個最圓滿的結局，但往往因為無法有效的溝通而導致三輸的局面：病人孤獨、家屬恐懼、醫療團隊無力。病人因家屬過度關注，連對抗癌症時內心感受到的無助軟弱都被迫要武裝起來，加油再加油直到奮戰到最後一刻，乍看好像有很多親友團和病人並肩作戰，但實際上只有病人自己獨立承擔病痛治療的苦痛，有多少說不出的折磨、說不出的孤獨……。

而家屬因為面臨生活型態有重大的改變，一肩雙挑肩負起照顧與經濟的重擔，從早到晚馬不停蹄、不停奔波，就是希望奮力一搏擊退病魔可能奪走病人生命的陰影，死亡成了說不口的恐懼，往往到最後一刻在病房上演的是來不及道別、道歉、道愛、道謝，心裡一堆想說的話都來不及說，獨留悔恨在心頭。

醫療團隊在初步抗癌有起色的時候，成了人人都豎起拇指稱讚的英雄，但精采的戲碼也總要有落幕的時刻，現實生活中的劇情是病患對於治療的反應愈來愈差、家屬也愈來愈焦慮、醫療團隊看著每況愈下的數據，輸血、點滴、抗生素能用的都要用上，結果呢？終究病人還是要拖著殘破身體讓戲落幕……。

共融的三角

這個三角形在安寧療護理念的推廣下希望能慢慢的走向三方都有一致性的共識，但我還是相信最重要的主角終究是病人自己。也許有一天每個人都可能成為事件中的主角，自己能不能接受最糟的狀況呢？面對醫療多樣化的選擇能不能找到屬於自己的平衡點？讓自己至少還有力氣帶著笑容離開這個世界。

至於身邊親人，沒有人可以照顧的心情真的是很令人沮喪的，但我們仍有一致的目標——就是倘若改變不了病人要離去的事實，至少希望能在摯愛的人最後一段時間讓他／她盡可能地好過些。試試看去全面的支持、安靜的陪伴、適時的同理，這對病人而言就十分足夠了，往往太多的話語與主張會成為彼此間最大的隔閡與距離。

而醫療團隊除了要努力的挑戰擊敗病魔，更重要的課程是要學習如何與末期病患、家屬共處，用感恩的心來照顧這些受傷的靈魂，看清楚醫療的有限性，用愛與關懷來撫平這冰冷的白色巨塔。

人原本看似一輩子很長，遇到意外、疾病，一下子就變得脆弱不堪，人生原本堅定的信念也變得模糊動搖，究竟什麼樣的生命態度才能帶領自己走過生命的低潮，對我而言，這是一門修不完的學問，我也只能在每一個病人的歷程中，盡我所學努力的協助他們，並且不斷的從每一個病人的身上找到生命的意義與力量，活著要心安自在，死了也要盡可能的無憾。

第二章
上天給的考驗

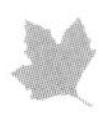

進度

工作生活之感

安寧是一種態度，也是一種看待人生的價值。

長久以來，我一直以為接新病人的進度操之在我，結果今天和醫師的一段對話才讓我恍然大悟，原來所有進度都來自於病人與家屬的靈性帶領。事由是胸腔內科發了一張照會單，病人雖在治療中但情緒鬱鬱寡歡、食不下嚥，家人都十分擔心。本期待共照師可以從中幫忙溝通給予情緒支持，主治醫師想像我大概會先和家屬從打招呼建立信任感開始，誰知首次訪視評估結束，家屬已經同意下週先排安寧收案會談了。

主治醫師問：「不是要先關心一下就好，怎麼進度那麼快一下子談到收案了？」

我也無奈回：「我只是簡單介紹，但家屬就一直問，我就順著一直答，進度是家屬給的，完全不是我能控制的呀！」哈哈哈！答案就是這麼呼之欲出而來的。

平日接二或三個新案都還算游刃有餘，我習慣先查好每個病人的基本資料和疾病史，若一日的來單數太多，那就先電話聯絡照會單位的人員，確認照會原因，接著再打電話給家屬，敲定方便約見面的時間，這樣可以保證每一分鐘都不浪費。若服務結束當下紀錄來不及即刻補完，那我也會先跟發照會科別的醫護人員交班，釐清共照服務進度是否在雙方的設想和預備裡。

命裡有時終須有

依慣例休假前一天最忙了，週五一共約了三個家庭來參觀安寧病房，每一個家庭都講了超過九十分鐘，真的不是我愛講，的確是家屬的靈性也源源不絕。第一個是捨不得丈夫受苦的妻子；第二個是對妻子充滿歉意的丈夫；第三個是想幫助母親臨終前不受太多苦的兄弟。在分享安寧療護理念和家屬談話的過程中，我試著傳遞出「安寧不僅僅是病房環境的不同，安寧更是一種態度，一種看待人生的價值。」

談論安寧讓我們感受到死亡的逼近，所以抗拒和厭惡，但不談安寧的我們一樣被死亡的恐懼壓迫到難以呼吸，意外、疾病、天災甚至是衰老都戴著死亡的面具。重要的不是「我們要不要接受安寧療護」，重要的是「我們面臨眼前的親人即將離世，我們有沒有辦法誠實面對心中的感受？」我們對於過往的相處有沒有遺憾留下？我們看到病人受苦的過程有沒有感同身受？我們面對醫療的極限能不能謙卑虛心接納？這些問號都是很重要的自省。

結論是陪著病人經歷了千辛萬苦的治療，倘若醫療的極限告訴我們應該要放手，那麼，我們如何善用剩餘的時間好好和病人相處，在病人聽覺靈敏、心思與體力都脆弱的時候，親友若能夠把心裡想說的話好好整理，語言的溫柔與力量往往超乎我們的想像。一句對不起，一句我愛你，一句謝謝你，一句珍重再見，都有機會撫平心裡的傷並帶給生命支持的力量。

這世間不是每一件事都是人定勝天，尤其是面對疾病進展，就是因為可能失去，所以圓滿相聚的每一刻才那麼珍貴。善終和教養一樣，絕對不是一分耕耘就有一分收穫，既然不能保證收穫，為何還要孜孜不懈的努力呢？那正因為我們相信過程中的美好與心酸，都是人生無可取代的真諦。

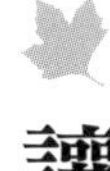

讓人頭痛

能不能對自己負責一點？

擁有處理家庭難題的智慧與能力，才能安心穩妥地擁有屬於自己的幸福。

我確定我沒看錯，連和總醫師交班的時候我又對了一次照會單，內文除了交代病人治療的歷程，最後一行清楚寫著：「希望協助出院準備評估收案轉安寧居家。」所以我很放心地請總醫師前往評估，誰知總醫師看完照會立即撥電話給我，表示病人似乎不了解自己的疾病已到末期，清楚明白表示想要繼續接受癌症治療，完全沒有出院的打算。

只能趕緊接手了解到底是哪裡會錯了意，五十五歲的方大哥從一開始診斷為鼻咽癌到現在約莫兩年的時間，第一次發病有如期完成同步化學及放射治療，也有乖乖回診追蹤。之後復發又合併肝轉移的這一年，聽身旁親友建議總共換了三家醫院，直到四月底正式持病歷摘要來到本院尋求最後一線希望，然而血腫科主治醫師評估目前癌症相關治療都具有非常高的風險，所以發了安寧共同照護的照會單，希望趁病人狀況還允許的時候，返回家中好好休息。

誰是主要照顧者？

病人住在健保房第二床靠窗的位置，一走到床邊我便嚇到，床邊共有四位家屬，躺在陪客床的是神情極為虛弱的越南籍妻子；坐在案妻腳邊是病人的弟媳；弟媳對面坐在輪椅上的女孩，是病人出了車禍需要復健的姪女；陪客床後面還拉了一張行軍椅，上面坐著的是千里迢迢從越南趕來幫忙的岳母，我還沒自我介紹，就看到一大朵愁雲慘霧在病床的正上空盤旋著。

服務要抓對方向，首要第一件事就是把這棵家族樹畫清楚，護理的照顧方式一直在調整，但我一定要重申，家系圖很重要！家系圖很重要！家系圖很重要！沒有出現的都算是藏鏡人。唯有把家系圖搞清楚，才能知道主要決策者是誰？主要照顧者、次要照顧者是誰？連出錢出力的人都搞不清楚，更遑論接下來若要召開家庭會議，討論病情進展、治療計畫、出院準備等等，到底該跟哪位家屬來做說明，才是最有力也最有效率的安排。

當我搞清楚的時候，通常也是頭最痛的時候，這時候除了社工師的專業可以救我，我實在想不出其他更好的人選了。病人在原生家庭中排行老大，父母親都已經過世，三個弟弟有兩個因病過世。病人自己有過兩段婚姻紀錄，共生了四個孩子，老大和老么足足差了三十歲，最讓我快沉不住氣的是，病人的老么居然還沒滿月，回溯當這小女孩還是受精卵的時候，病人應該還在接受治療啊，經濟狀況正陷入困窘之境，念及此，我又忍不住深深嘆了一口氣。

應該把握最後的時光

病人此刻意識非常非常清楚，恰巧主治醫師來查房，說明病情並不樂觀，我順著話題接著跟病人說：

「你會這麼拚，一定是因為知道妻子和孩子都需要你，但與其花時間拚不會好的治療，我的建議是應該用接下來有限的時間，替沒有謀生能力的妻兒，好好規劃一下該怎麼安排比較妥當。癌細胞已經跑到肝臟，你的病況就像雲霄飛車非常不穩定，我很想幫你，但也一定要你們能配合，我們都在跟時間賽跑，最可怕的是你剩下的時間並不多。」

話才說完，病人哭了，妻子哭了，姪女哭了，岳母哭了，弟媳更是趴在我的肩膀上哭到完全不能自己，瞬間，我的外套被熱呼呼的淚水給淹沒了。

認真想了一下，還是要打電話聯絡病人住在外縣市的大兒子，我不確定他是不是想了解眼前發生的一切事情，但我得盡一下告知的義務，希望能邀請到他一起來討論父親後續的照顧方向。接電話是個和氣有禮貌的青年，我先說明來意再寒喧幾句。大兒子表明自己有一份穩定但薪水只有三萬出頭的工作，能理解為什麼我會打電話給他，因為他也不是第一次接這種電話了，對話的進行斷斷續續，尤其是聽到我的邀請時，他沉默了好久好久，我明白他有為難，這也是我的為難啊！於是我只好打破這安靜的片刻問：「你還好嗎？」

受累家人的心聲

大兒子這才幽幽地吐出心聲：「我真的頭好痛，他可不可以對自己負責一點！媽媽還沒跟爸爸離婚的時候，都是媽媽一個人賺錢在負擔我們，後來媽媽終於受不了，決定離開他，他還是沒有振作起來，要再娶第二個老婆的時候也沒有跟人商量，把剩下的一點點錢全拿去結婚，他為什麼要把自己的人生過成這樣？每次出事他自己都沒有處理的能力。」

大兒子問出了我心中最大的疑惑，對啊，為什麼要把自己的人生過成這樣？此刻，我的頭也超痛……。走在鋼索上的家庭，不但無法遮風避雨，還會讓住在裡面的人傷痕累累，無法喘息。

我想，像是功能成熟的成人，應該都要具備或者要練習，坦承面對及處理家庭難題的智慧與能力。但若事與願違，曾在家庭關係中傷痕累累的我們，也請不要失去對生命的盼望和熱情，還是有很多地方可以幫助我們，我們只要不放棄，一定可以找到適合自己的方式，安心穩妥地擁有屬於自己的幸福。如同我常常提醒病人，處理傷口的首要步驟，就是要面對傷口，用專業建議的方式來照顧，用對方法就算傷口再大，也都有機會慢慢癒合的。

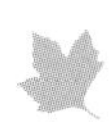

別把遺毒傳給下一代

重視家庭教育給孩子的影響

家家有本難念的經，切莫輕易遑論他人家務事。

這世代父母若很有錢，通常不是中樂透一夜致富的，大部分是辛苦打拚且努力積蓄一輩子來的，忙著賺錢之餘，又要兼顧孩子均衡教養和手足良好互動，真的不容易。平日能預先作好財產規劃、預立遺囑的更是少數，然而在醫院出現爭執財產、手足相殘的場面機率不小，通常子女數大於一人的家庭，爭執的機會也會瞬間加倍，這種花了一輩子到老、到臨終，面臨人生最重要的句點，才知道那不是句點而是恩怨的開始，這時一切已為時已晚，很難喊停，把人生劇本再重寫。

長期照顧引起的糾紛

在醫院常有機會見到這無奈世間情，當家庭發生倫理大考驗的親情戲上演，若需要協助家屬跟病人，來進行臨終道別，這真的是一種挑戰。因家庭成員的任何一方都有委屈、都有話要講，醫療人員的角色必須盡可能保持中立。我常想，除了早年民風未開，避孕不力之外，多數父母，會想要再生老二、老三……，都應該是希望孩子能有個伴，當然也有部分是因為夫妻太開心不小心導致的。

養大了孩子，他們有了自己獨特的想法，一個孩子就有一種個性和脾氣在。獨生子女必須獨自扛下照顧的各種壓力，常常會感到崩潰，因為沒人商量、沒人輪替；而子女數大於一人的，只要意見對立就容易覺得父母偏心。各種疾病漫長的治療歷程，好不容易撐到人生的畢業典禮，此刻的病人通常身心都是最受苦的，若此時家屬各自的考量和決策點，不是用病人最大值的舒適和尊嚴來作為優先衡量，則家庭在病房所上映的刀光劍影，是非常尖銳也慘不忍睹的。光是要子女不比較、各人各司其職就考驗著人性，再來最現實的就是因為照顧所產生的大小花費、甚至喪葬安排細節，要協調到每一個家庭成員都能滿意，那真是一門藝術與科學，說有多不容易就有多不容易。

長輩要能真正平安善終，不只要天時地利人和，過去一生與子女的教養互動、親近遠疏與否，都會在關鍵時刻一一浮上台面。動產和不動產根本是人性的照妖鏡，在財寶的誘惑下，人性頓時變得醜陋。下班前最後一個服務的個案，就是很典型重男輕女的故事，孝順的女兒特別從台中南下要照顧食道癌末期的父親，然而父親心心念念的，卻是已經繼承家業總是藉口工作忙碌，連噓寒問暖都罕見的兒子。

根深蒂固的重男輕女

相較於女兒特從遠地來的陪伴，父母都覺得這是理所當然，女兒不只全天守候在病床邊，連床旁照顧要用的耗材，也都是女兒一一去採買的。這一週的服務，我完全沒有看到兒子出現，聽病房的護理師說，連假日也沒看見兒子來。我很訝異女兒的好肚量，因為在訪視期間，我所教的每一項舒適護理，她會一再仔細確認，把每個步驟都用心做到最好。女兒說：

「我從小就很不得父母的緣，總覺得父母親都很偏心哥哥，不管我做得再好，他們兩個從沒有給過我一句肯定，有時還會潑冷水說，女孩子會那麼多做什麼？我也因為不服輸，所以就學的過程中，我真的很努力學習，也得到師長和同學的肯定。在我結婚之後，有了自己的孩子，我很清楚身教的力量勝於言教，還好我的心態夠正向，我不喜歡別人做在我身上的事情，我就不要再把這個遺毒傳給下一代，我有兩個很棒的孩子，我非常明白言行一致對孩子有多重要。」

我很欣賞女兒的這一段話，女兒自從知道父親生命有限，就把握僅剩的時光和父親好好相處，我每次去到病房，就會看到忙到告一段落，坐在床邊幫父親邊按摩雙手邊溫柔說話的女兒，看到那一幕還蠻動人的。面對難以和平共處的家人，若從不肯試著去化解恩怨，心裡遲遲不肯放過苦痛的記憶，自然心中會產生遺憾和怨懟，甚至很容易對其他手足的一言一行看不過去，開口閉口都是批評惡毒的話語，這種結果不只是讓家庭關係更破碎，自己的內心也未必好受。

一切只求盡力而為，問心無愧

女兒趁著暑假最有空檔的時間，早和先生、孩子商量好，要回高雄好好陪伴父親最後一段路。最終，父親選擇在女兒的陪伴下平靜往生，我帶著女兒幫忙父親做遺體護理，我們小心翼翼把病人身上的汙垢和血跡擦乾淨，換上一套乾淨的衣物。

在禮儀公司來接大體之前，兒子才帶著妻女來到治療室，女兒此時終於忍不住衝到樓梯旁，放聲大哭將近日內心的壓力宣洩出來，她知道自己沒有保留已經盡了全力。我在一旁陪伴，也輕聲告訴女兒，我這陣子所看見的她，真的很棒、很努力，真心希望她未來也能照顧好自己。

我們都心知肚明家家有本難念的經，錢難賺也難存，好好分配更是難。這是一種只能問自己，切莫輕易遑論他人家務事的謹慎。引用智庫百科「墨菲定律」的說明：

一、任何事都沒有表面看起來那麼簡單。

二、所有的事都會比你預計的時間長。

三、會出錯的事總會出錯。

四、如果你擔心某種情況發生，那麼它就更有可能發生。

這麼多年下來病人的故事，扎扎實實地教會我，人生通常是怕什麼就來什麼，要避免遺憾的發生，就是不能省略去檢視自己的人生，認真活一回自己喜歡的樣子。

◎阿杏安寧療養護理站

關於身後事的準備，比如：遺體怎麼處理、奠禮的形式規模、依哪種宗教或信仰舉辦、治喪時間、安葬何處、喪禮花費等，要如何處理才能降低家族之間壓力與種種的紛爭。

詳情可以參閱《熟年誌》的〈輕鬆安排身後事，從容面對下一站〉。

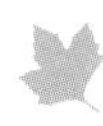

原來我不知道自己這麼愛你

父女的最後一段時光

父親的一段話，讓女兒覺得這一輩子的苦，終於找到了出口。

婷婷是家裡第二個小孩，上面有姊姊，下面有妹妹，關於出生的順序帶來的原罪，這輩子從她懂事以來，不知道已經埋怨過多少回。因為家裡所有家務和苦差事，爸媽點名時老是說：「兩個大的去。」或是「兩個小的去。」她恨極了自己排行第二。

國中時一次青春期大叛逆，在媽媽正呼喚：「兩個大的去幫忙倒一下垃圾。」婷停憤怒地大聲問：「既然妳要叫兩個小孩幫忙，為什麼不能叫姊姊和妹妹去，總是兩個大的跟兩個小的，我很衰，我排行在中間總是逃不掉！」

沒想到神經超級粗線條的媽媽居然回答說：「唉呀，這又沒什麼大事，我哪裡有想這麼多，以前家裡窮，只生我一個女的，下面三個弟弟，家裡什麼事情都我自己做，我想說讓妳們姊妹輪流一下，才會叫兩個大的或兩個小的，我哪裡知道這件事讓妳這麼生氣？」

說完，媽媽繼續忙著炒鍋裡的菜，沒有責罵婷婷的不禮貌，但這次的發難，並沒有改變些什麼，往後的歲月爸媽依舊是「兩個大的去」或是「兩個小的去」。在這次之後，婷婷好像認清了一個事實，在這個家沒有人會為她說話，除了她自己。

好想離家遠遠的

婷婷父親在前三志願的高中擔任數學老師，在這小小的眷村，人人看見婷婷父親總要大聲的喊一句：「黎老師好！」在婷婷眼裡，爸爸的聰明和高傲卻成了小孩的負擔。平時父親的頭抬得老高，說話刻薄銳利，一旦得理絕對不饒人，對外人是這樣，對自己人更是高標準。從小不管是念書、做家事，婷婷總是想盡辦法避開爸爸，能閃多遠就多遠，除了撇不開的血緣，婷婷真的不想和這個人沾上邊。

在那個軍公教薪資都低於家戶水平的年代，父親光兼學生課後的補習，就足以讓家裡過上好日子，儘管婷婷家的生活水平跟一般同學比起來已經相當優渥，但這件事卻從未讓她感覺到絲毫的幸福，因為驕傲的公雞總是啄傷人。

還好驕傲的公雞，有溫柔的母雞可以伴隨左右，母親向來都知道怎麼撫平父親的壞脾氣，好讓家裡三隻小雞可以自由自在飛翔。黎家大女兒大學畢業後就留美深造，畢業後就移民美國生活，黎家小女兒考上台北的國立大學，畢業後也順其自然留在北部成家立業，從小最想離家遠遠的黎家二女兒婷婷，反而是考上高雄的國立大學，戀愛的對象也是高雄人，畢業後順利通過高考成了循規蹈矩的公務員。

母親的離世帶來的改變

生活本來也無大礙，婷婷雖和父母同住在一個城市，但每次回娘家總是來去匆匆，退休後的父親脾氣更暴躁，有時連母親也會打電話來抱怨，受不了父親終日看任何事情總是不順眼。所以只要一有時間，即便只是一個下午，婷婷也會藉口帶母親去超市購物，母女倆去吃個放鬆的下午茶。

有些日子，母親總是會喊頭暈不舒服，婷婷也趕緊帶著老人家去看醫師，按時服用高血壓的藥物，卻沒想到在一次的霸王級寒流中，母親竟然在一次洗澡後因嚴重腦溢血過世，這件事帶給婷婷非常大的打擊，向來母親的存在就是這個家最大的遮蔽，如今母親突然離開，父親該由誰來照顧呢？

喪禮過後才是真正考驗的開始，姊姊和妹妹又回到自己原來的生活圈，只剩下婷婷一個人，說好大家要共同分擔未來照顧父親的責任，但所謂的「共同」，也就是拉一個line的群組，婷婷覺得沒有分擔的感覺，反而厭惡要在群組中跟姊妹報告父親的近況，還要忍受大姊下指導棋。婷婷除了要獨自面對突然失去母親的難受，還要負擔起照顧父親的責任，這龐大的壓力是她以前從未想過的。

母親剛過世的那一年，老是愛叨念的父親卻變得沉默了，婷婷突然明白，公雞能驕傲是因為母雞的溫柔，失去母雞的公雞，不再雄赳赳、氣昂昂了，不知為何，此時她的內心竟對父親起了憐憫。這一年父女倆的對話總是停留在彼此問候的階段，「你想吃什麼」、「這菜合胃口嗎」、「身體都還好嗎」、「要早一點睡」、「天冷多穿點衣服。」但不管婷婷問什麼，父親的回答也總停留在「都可以」、「還好」、「知道了」，接下來就是一種說不出的沉默氣氛，僵在兩人中間。

希望長輩最後的路別太辛苦

有一陣子買回去的便當，父親其實都沒什麼吃，從身型看來父親也變瘦了，但無論如何央求父親去就醫，長輩就是不肯，後來還是大女兒日日從美國打遠洋電話勸說，父親這才答應去做一個自費的全身健康檢查，這事讓婷婷很受挫，遠在天邊的女兒，好像總是比較疼。

檢查報告出來，父親居然是胃癌第四期，癌細胞已擴散至多處淋巴和骨頭，這訊息才傳到群組，姊妹們就問說：「你不是常常回家看爸爸嗎？怎麼會這麼晚才發現？」、「我同學就是醫師，我約好了你趕快帶去看。」、「你要記得多準備些營養品給老人家吃。」姊姊和妹妹沒個人問過婷婷現在感受好不好。

還好婷婷丈夫貼心，總是幫忙把家事和小孩都料理好，讓婷婷可以專心忙娘家的事情，關於這一點，婷婷非常心存感激。

因一開始病人堅持不要治療，所以主治醫師找來安寧共照師一起召開家庭會議，先耐心說明現階段病情及治療方向，醫師提到台灣醫療很進步，癌症雖不能根治，但不代表不能醫治，可以做紓緩性胃切除手術，再搭配多線化療、標靶藥，這也是不舒服的症狀控制方法之一，若治療後真的很不舒服，長輩再考慮轉安寧緩和醫療照顧都還來得及。

總之，答應長輩治療目標設定就是，人生最後一段路不要太辛苦，那一天也同步完成「預立安寧緩和醫療暨維生醫療抉擇意願書」填寫，感謝看護大姊願意擔任第二位見證人。

主治醫師體恤長輩面對治療的焦慮，同意治療初期安排住頭等房做化療。治療剛開始，我的工作就是教看護床邊舒適照顧，還有傾聽苦悶的婷婷說說話。每天下班婷婷會趕去病房看父親，父親總是有氣無力，顯得疲憊，閉眼休息不太理會婷婷，有時還會說：「妳這麼晚才來也不能做什麼。」然後就趕婷婷回家去。失去母親的哀傷尚未完全消化，如今又獨自扛著父親罹癌的照顧安排，回家後還要跟姊妹報告父親的病況發展，婷婷的心中有一種說不出的沉重。

父親敞開心房

有一回治療，因一直等不到頭等房入住，醫師建議先住健保床，等辦入院後再轉頭等房，因為沒有其他選項，婷婷只好接受這個方法，她只擔心爸爸會不習慣。那天下班晚了，她依然趕著開車去病房探視爸爸，小心翼翼踏進病房，沒想到父親居然招呼婷婷床邊坐下，並且拿出剛剛請看護買的便當給婷婷吃，這舉止讓她嚇了一大跳，婷婷從來沒見過這樣貼心的父親。

正當婷婷受寵若驚吃著便當時，父親小小聲開口說話了：「住到健保床我才發現，我很幸福，這裡其他三床的病人都很辛苦，有的人小孩車禍過世了，有的一邊生病還要擔心家裡的開銷，有的人小孩不但不幫忙照顧，還來吵分財產，沒住到健保床之前，我都不知道我自己其實很幸福了，謝謝妳，在妳媽媽走後，獨立承擔起照顧我的責任，大小事都幫我準備好好的，生病後更是，還好有妳。」

婷婷突然覺得這一輩子的苦，好像突然找到出口了，這一段話彷彿是天使捎來的佳音，為什麼只是換了一張病床，父親就變溫柔了，手上那一個便當是婷婷覺得這輩子吃過最好吃的便當。

當父親病況並未如預期好轉時，主治醫師也遵守對長輩的承諾，讓安寧療護團隊來接手。婷婷一開始不知道可以幫父親做些什麼，我會帶著她用冷壓初榨橄欖油搭配檸檬精油，用棉棒和紗布幫長輩滋潤口腔、清潔皮屑，再用乾毛巾幫父親做四肢的放鬆撫觸，我常常看著婷婷做著做著，眼淚就滴落了，我相信這一刻是親子間極寶貴、無聲勝有聲的交流。

病人臨終的那個下午，我和婷婷在治療室一起幫忙沐浴更衣，我在長輩耳邊輕輕說著：「黎老師，謝謝有你來做我生命的導師，照顧你這些日子以來，我在你的身上，學習到以後如何更多去讓病人舒服一些，然後我也看見婷婷愛爸爸的心，這也是我要多多努力的方向。」

然後我問婷婷要不要也跟爸爸說說話，婷婷早已哭紅了眼，她緩緩走到床頭，俯身輕輕地抱住爸爸說：「原來我不知道自己這麼愛你。」

第三章

病榻旁的守護者

生病的人折磨受難，身旁的人也焦急煩惱。
有時候，照顧者的身心煎熬，旁人難以想像，
多一點體諒，便多一份和諧，
謝謝你在病榻旁的溫柔守護。

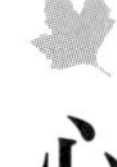

心疼

一心想保護媽媽的女孩

人生難題太多，尤其面對善終議題若要面面俱到，其實連老天爺也會無力。

說不上來，我就是格外心疼這個女孩，或許是因為，我們都曾有一個記憶相似，害怕孤單、渴望有人陪的童年，討厭無聲無息、了無生氣的家，放學一回到家就急急忙忙把電視打開，好讓方框裡的聲光可以恣意流洩，不只壯膽也假裝像家裡有人說話，這樣的假裝讓心裡彷彿踏實一點，但小小年紀的自己早明白空洞是填不滿的。畢竟，上課時的喧譁對照下課後的寂寞，對一個孩子來說，是有些重量的……。

女孩的媽媽好溫柔，女孩的爸爸很傳統，爸媽是自由戀愛認識的，婚後白手起家打拚做生意，無暇分身所以只生女孩一個。女孩自小就和媽媽心貼心，也像姊妹一樣喜歡手勾手聊天，媽媽是她面對嚴肅父親的橋梁，每天最期待就是爸媽生意結束後可以早點回家，回家後父親會整理一整天的帳，而她非常享受睡前單獨擁有媽媽陪伴的時光。

失去最緊密的依靠

大學時候終於可以整天擁有媽媽，諷刺的卻是因為媽媽診斷出大腸癌，最緊密的依靠被宣布要從生命中抽離，女孩又痛又恐懼，但這真是她和媽媽相處最多的時日，每一天都很珍貴，每一天時間都像沙漏一樣，流動得很有感覺。

女孩深知爸爸其實很愛家人，只是不擅長表達，如今串起溝通的橋梁要塌，女孩和爸爸都很傷心卻沒法一起取暖。下班我約了女孩一起去逛超市，買了冷壓初榨橄欖油、檸檬和製冰盒，我教女孩怎麼幫忙媽媽緩解便祕危機。我們不太專心購物，聊煮菜、聊調味、聊很多有趣的種種，我也試著聊怎麼讓媽媽心安善終。

女孩心底比誰都清楚媽媽最放不下的是，日夜牽掛的丈夫和孩子未來當不成伴，成了對頭，我們相視而笑，自己知道自己的毛病在哪超級重要，表示這還有救。家人終究是家人，沒有大仇，共同遇到苦難就算沒有默契，硬著頭皮也要繼續走。

等到媽媽終於可以轉安寧病房那一天，女孩內心其實很掙扎，情緒滿溢，她擔心不同的病房環境媽媽會很難適應。服務再多年我也有語拙的時候，同理心的溝通有時不容易，太強大的悲傷容易把人理智淹沒，和女孩溝通過程中，完全可以感受到女孩想保護媽媽的心意，說話帶刺也是因為太難放手。只是人生難題太多，尤其面對善終議題若要事事面面俱到，其實連老天爺也會無力。

沉靜下來，心底有個聲音不停重複著：「種種生命的困境，真只能問耕耘，沒有辦法問結果，一切只求盡力，母親會離開是因為疾病走到末期，並非誰沒有努力。」

女孩一時之間很難聽進去。

祝福女孩和爸爸，相信最愛的媽媽仍在天上守候這個家，未來每一段時光都能把最愛的人珍藏在心上。

愛無敵，痛才能遠離；愛累積，要在日常裡。

◎阿杏安寧療養護理站

在台灣，大腸癌的死亡人數，每年快速增加，雖然大腸癌在早期沒有明顯症狀，但可以透過定期篩檢發現。在預防保健項目中，50～74歲的民眾可免費接受糞便潛血檢查，如果檢查結果不佳，可以進一步接受大腸鏡檢查，及早發現及早治療。

詳情可以參閱衛生福利部國民健康署網站〈大腸癌防治概況〉。

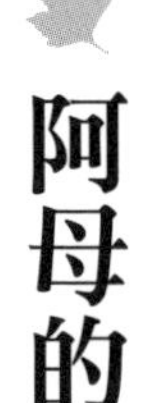

阿母的悲傷

扛起一家子的堅強母親

做母子的時間有限，我要孩子沒有罣礙好好地走，我可以好好照顧我自己的。

家系圖（genogram）又稱家族樹（family tree）是用符號及圖形來呈現對家庭結構，正方形代表男生，圓形代表女生；若在方形或圓形內，整個塗黑表示是案主；案主以外的方形或圓形，打叉表示往生，1／2塗黑表示是身障，1／4塗黑表示是慢性病，用線圈在一起的表示和個案同住的有哪些家人，空白處還可記錄年齡、職業、居住地，對於快速摘記家庭成員基本相關資料，非常好用。

照片中共呈現了三代的起與落，八十二歲的奶奶原本有四個兒子，在當年純樸的旗山鄉下，羨煞一堆連生五、六個女兒，卻拚不出一個男丁的親朋好友。但人生的考驗從不在最完美的時刻就停止，幸與不幸、好與不好，都恰似高峰與低谷層層相連，往往要經歷許多大大小小的痛楚，才能稍稍理解事與願違才是人生。

奶奶的老伴在兩年前因跌倒意外身亡，大兒子未婚是砂石車司機，和奶奶同住在屋齡四十多年的老舊三樓公寓，診斷食道癌末期是我負責的收案對象；二兒子約莫在二十年前就死於口腔癌，奶奶說當年自己還年輕，老二從確診到治療到往生，是做母親的忍著痛一路陪伴到臨終；三兒子職業是體育教練，本是最不操心的一個，多年前好心幫朋友擔保結果搞到一身債，房子不但被拍賣連婚姻都保不住，也因心煩而菸酒不離身，最近一年剛診斷出口腔癌，手術、化電療剛告一段落；最小的兒子常年打零工又不學好，身上有多少就花多少，平日菸檳酒完全不離身，也是個令人操煩的角色。

溫柔又堅定的母親

我默默畫完家系圖，在心裡嘆了好長好長好長的一口氣，四個兒子有三個是頭頸病人，一個是準候選人，重大傷病卡這家人五個人就拿走了三張，而且生病的都算是工作人口。我看著眼前的老媽媽因膝蓋退化，走起路來一跛一跛，每天還要上下三樓公寓樓梯，來醫院探視病危的兒子。我整個心就忍不住揪揪的，像一團攪亂的毛線球難受得緊。

捨不得見老人家忍在眼眶沒掉出的淚……，佛說人生八苦：「生苦、老苦、病苦、死苦，恩愛別離苦、所求不得苦、怨憎會苦、憂悲惱苦。」奶奶一口飲盡沒有太多怨。她緩緩地說：「這是我的命，這世給我遇到，只能認沒有時間怨，孩子再壞，想起來也有貼心的一面，做母子的時間有限，我要孩子沒有罣礙好好地走，我可以好好照顧我自己的。」一字一句她透露出的眼神，是溫柔是堅定。

那天共照小組會議結束，剛好臨床宗教師有空陪我一同前往探視，病人狀況差到已推到治療室方便醫護人員隨時觀察。我們帶著奶奶回憶以前和大兒子生活的點滴，奶奶笑著說最開心就是放假的時候，母子倆可以隨性開著車到處走走逛逛，那是一段很滿足又很無憂的時光。

做生命回顧的時候，其實病人已經出現：血壓很低、心跳很快、小便很少等等的瀕死徵兆。宗教師帶著奶奶到病人耳邊把內心的話，要感謝的、要道歉的、要說愛的、要再見的，都慢慢說完。人生一切隨順因緣，因緣欲善只憑心念。

最重要是，要放手之前要先放心，心安住才能捨得才能祝福。

◎阿杏安寧療養護理站

生命回顧在安寧實務中，可以幫助病人回憶、發覺、釋放衝突與不滿，進而達到「放下」的效果，更多對於生命回顧被運用在臨床照顧的理論，可參閱台灣安寧照顧基金會網站〈傾聽生命故事「我不是活在過去，是過去活在我心中」～淺談生命回顧為何為安寧臨床所運用，及其意義與效果～〉。

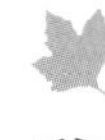

眼淚

一次送走兩位家人的女人

希望眼淚能帶走心裡無止盡的悲傷，儘管能力有限，
但至少不要讓她一個人孤單地哭泣。

這故事發生在我生完宥均後，因原醫院計劃結束，我換到第二家醫院當安寧共照師的時候，這是我第一次覺得眼淚可以淹沒我。

眼淚能洗去多少的哀傷，如果經過眼淚的沖刷，能讓心裡得到平靜，讓傷口獲得癒合，那我一定不會阻止那終日以淚洗面的母親。每次訪視的時候，她總是無法一開口就好好把一句話說完，五十八歲先生和二十八歲小兒子先後相差三個月都被宣布是癌症末期，這件事幾乎奪去了她人生中最大的盼望，她站在雙人房的中間，右邊住的是兒子，左邊住的是丈夫；一個是胰臟癌，一個是肝癌，她總是問我：「現在應該怎麼做才好……？」這問題的重量壓得我胸口好悶。

淚如雨下不見晴

「羅媽媽」是我習慣稱呼她的方式，從認識她的第一天起，無論何時她的眼睛總是像兔子一樣紅紅的，說話的時候哭、走路的時候哭、吃飯的時候哭、想事情的時候也哭。她說：「只有眼睛很痠很累到睡著才不會哭，不然，每次醒過來看到兩個病人躺在面前又想哭。」十分貼切又真實的形容。每次羅媽媽哭的時候，我只能靜靜地坐在身旁，悲傷的力量太強大，我幾乎找不到任何安慰的話語，多數時間我只是靜靜地陪著她，幫先生和小兒子做些舒適照顧。真的太震撼也太痛苦。通常家裡有一個癌症病人就足以造成地震五級以上的混亂了，同時間若家裡有兩個癌症的病人，那應該是地震再加上海嘯的恐懼，光想像都很難承受得住，更何況是事實擺在眼前。

忘了是訪視到第幾次的時候，羅媽媽才開口問我：「啊！妳是這個病房的護士小姐嗎？怎麼這麼好這麼有空，每次都來陪我哭？」終於她如夢驚醒一般，發現我不同於一般護理師的存在。我娓娓道來並說明血液腫瘤科主治醫師照會安寧共同照護的目的，是希望協助病人症狀控制也教導她一些照顧技巧，希望和她一起討論後續兩個病人的照顧方向，我最後一句話還沒剛說完，羅媽媽的眼淚又一串串掉下來了……。

我花了一點時間告訴她我目前正在做的事，希望藉由安寧專科醫師調整疼痛控制用藥，減輕父子兩人的疼痛不適，接下來就是想和羅媽媽商量，如何在有效的時間好好協助她，抉擇兩個病人的緩和醫療該如何進行。其實羅媽媽還有兩個兒子，一個在念書一個在工作，只是地點都不在高雄，加上羅先生是因為工作的關係才舉家遷移到南部，所有可協助的親戚都住在新竹，所以從進醫院第一天開始，羅媽媽就是主要照顧者，沒有人可以協助輪替照顧的重任，她的壓力可想而知。

溫暖的陪伴大過於不必要的關心

羅媽媽的神情常常是落寞無助的樣子，偶爾閒聊起以前的生活狀態，她表示丈夫是警察人員，因公務關係都住在宿舍，一週只回家兩天。因脾氣不好孩子都很怕他，回到家除了吃飯、看電視，其餘時間都在睡覺。偶爾想要和丈夫討論一下家裡的大小事，總會被大聲斥喝「難道不能等休息完再談嗎？」可是等到丈夫睡醒又急急忙忙趕去上班，夫妻兩人永遠說不上一段話。有一度，她十分憎恨嫁了一個漠不關心家庭的先生，甚至覺得這個家有他沒他都差不多，她說：「妳知道嗎？進醫院這些日子以來，是我們夫妻間說話最多的日子。我一直在想，他會生病是不是因為老天爺覺得我不需要他，所以才把他收回去？是不是我太會抱怨，才受到這樣的處罰？」羅媽媽疲倦的神態充滿了許多的無奈。

事情當然不是這樣導果為因！只是每當一個家庭承受到重大的考驗時，親人們總會無法避免的自責並檢視過去，是不是照顧上有哪裡不周到？亦或是平日相處的心態上有沒有不對？試圖想要為事件找出一個合理的原因，結果往往是作繭自縛。尤其當主要照顧者已經焦頭爛額的時候，若再面臨到周遭親友超有強度的關心話語，像是……

「怎麼病得這麼嚴重才發現啊？」、「是怎麼照顧的？怎麼同時父子兩個都生病呢？」、「有沒有再帶去大醫院給不同的醫師檢查看看呢？千萬不能隨便放棄喔！」

聽起來都是一番好意的說詞，說話的人通常也不用承擔任何的照顧責任，但說者無意聽者有心，每一句話都像一把利刃插進羅媽媽的心裡，她不只一次告訴我，如果可以她寧願自己生病自己承擔，也不要去回答這些沒有意義的問題。說話若是為了表達內心的不捨，更應該思考每一句的遣詞用字，有沒有安慰到照顧者脆弱的心，說錯比不說還糟，不知該說什麼的時候其實給一個溫暖的擁抱，更能彌補言語上的不足。

希望這些眼淚真能帶走悲傷

在確定治癒性療法對父子均無明顯效果時，羅媽媽勉為其難，終於決定將兩人都轉到安寧病房。雖然知道這是一個可以讓病人餘生生活品質提升的專業病房，做決定的剎那羅媽媽還是忍不住痛哭失聲，用盡身上所有力氣哭喊著問：

「我的希望到底在哪啊？」

一句話道盡這些日子以來她所受的委屈與無望。我只能緊緊地、緊緊地抱著她，那是我在當時唯一想到可以直接傳遞力量的方法，我好希望眼淚能帶走羅媽媽心裡無止盡的悲傷，儘管我能做的有限，但至少不要讓她一個人孤單的哭泣。

清明時節，羅媽媽生命中最重要的兩個人相繼離去，繁瑣的喪禮細節讓她暫時沒有掉淚的時間。那一段日子，天空陰陰灰灰，雨總是滴答滴答地下著，我去到靈堂前上香時，用手輕撫她長期來兩眉間緊皺的痕跡，她露出了一絲苦笑說：「老天爺知道我已經哭不出來，所以替我掉眼淚，不要替我擔心，我會好好的活下去！」好一個勇敢又堅韌的母親，願我將這則故事記錄下來，能夠些些安慰有同樣遭遇人們的心。

再看一遍這故事，我腦中閃過《奇想之年》這本書中的一段話：「哀慟沒有距離。哀慟會一波波襲來，突然發作，頓時驚懼憂心，讓人膝蓋發軟，眼睛發黑，日常生活無以為繼。」

我很感謝也很珍惜能和這些故事相遇，每個故事都帶給我不同的思考面向，帶給我生命無與倫比的力量。

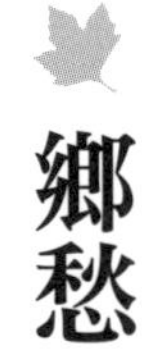

鄉愁

來自海外的照顧者

我只要再多忍耐一年多就不用再哭著打包行李了，可以一直跟家人在一起。

一踏進屋子，就感受到一屋子的冷清，感覺這地方只剩吃飯、拉屎、睡覺的功能，感受不到太多人和人互動的氣息，我不喜歡陽光曬不進來的屋子，大白天不開燈就得摸黑。我很佩服能長時間停留在這狹小、充滿壓迫感空間的人，說真的，這環境不夠健康也不夠友善，還要面對常常出來逛大街的小強。

這次接到的任務是要指導，剛轉換案家服務的印籍外傭阿蒂，她剛剛換到這個家庭不到一週，因之前照顧的外籍看護工，工作年限期滿回鄉了。阿蒂沒有照顧過全癱臥床長輩的經驗，所以住在外縣市的大女兒，透過朋友介紹找到我，要緊急幫阿蒂惡補兩天，希望能協助因反覆腦中風，已經臥床七、八年的媽媽，獲得比較好的照顧品質。

飄洋過海的辛酸

雖然說時間就是金錢，但還要相處兩天，若一見面就開始碎念上課，這樣的老師應該讓人一點也熱情不起來，儘管只有十六小時，我也是要好好建立信任感。我先自我介紹，阿蒂也很有禮貌回應我，她年紀小我一點快四十歲了，但我們兩個的小孩年紀卻相差很多。她兩個女兒都已經二十出頭，成年可獨立生活了。我很好奇既然孩子都大了，為什麼她還要這麼辛苦，留在台灣獨自打拚，她緩緩地說：

「我來台灣再過一年就滿十五年了，王奶奶是我最後服務的一個對象，這一次結束我就能回家鄉去，跟家人一直在一起了。我第一次來台灣，頭三年很不習慣，覺得三年的時間很久，感覺很久才回到家鄉。那次回去一個月，放假結束要再回來台灣，我根本就不想來，要跟家人分開那麼久，真的很痛苦捏！」

「既然很想家，為什麼不要一年就回去一次，要等到三年才回去呢？」

「如果一年就回去一次更痛苦，因為一次只能回去一個禮拜，感覺才剛到家又要回台灣。但若三年才回去，可以留比較長的時間，只要跟老闆談好，放一個月到兩個月都有機會，但回去那麼久，會更不想回來台灣，因為我們家人的感情都很好。」

說著說著，阿蒂拿出手機裡的照片給我看，說真的我嚇了一跳，因為不管是照片還是影片，那只有一層樓的大房子，看起來空間是至少有五、六十坪，雖稱不上豪華，但整理得非常乾淨整齊，有我喜歡的開放格局跟鮮亮粉刷，不難想像當有一大群親友聚集在此的時候，會有多熱鬧。

「這是用你賺的錢買的房子嗎？」

「我的老公也有賺，他會種香蕉、木瓜還有一些菜，可是賺的錢比較少。但他對我很好，我不在家，女兒和我爸爸媽媽都是他照顧的，我們每一天都要通電話好幾次，講到捨不得掛電話。」說這段話的時候，阿蒂的臉上滿滿洋溢著幸福的表情。

「那妳後來怎麼又願意來台灣工作呢？」

「還不是我的同鄉，她也不想回來，但這樣我們都要賠錢，所以我們一邊哭一邊整理行李，決定約好一起再回台灣來打拚，我們住在隔壁，我們兩個約好，要一起把家鄉的房子變漂亮！」說這段話的時候，阿蒂的臉上滿滿洋溢著堅定的表情。

「那妳這次多久沒有回去了？」

「五年了！」我在聽到答案的瞬間，也驚嚇到整組下巴都快脫臼了，搞不懂這麼愛家的阿蒂為什麼可以忍耐這麼久。

「為什麼這次要隔這麼久呢？」

「因為上次滿三年要回去時，我就想到，每次要離開家鄉打包行李的時候，心都好苦，想一想，我只要再多忍耐一年多，到時候再回去，就不用再哭著打包行李出門了，可以一直一直跟家人在一起了。」說這段話的時候，阿蒂的臉上滿滿洋溢著勇敢的表情。

我很感恩可以跟阿蒂有這一段談話，她讓我知道，原來天天能如常回家、如常見到家人、如常和家人晚餐，這樣稀鬆平常的事，看在阿蒂的眼裡卻視為珍寶。她得以「年」為單位，忍受日復一日的孤獨和寂寞，自己一人默默在異鄉奮鬥，單單靠著手機來解鄉愁。

「阿蒂，妳真的很厲害耶，我很佩服妳，我都不知道自己可以每天回家，是一件這麼幸福的事情，謝謝妳跟我分享。」

「現在已經好多了，以前的手機不好，沒有辦法隨時傳照片和影片，但現在的手機很方便，所以想老公和家人的時候，可以一邊講電話一邊看到臉，這已經很好了喔！」說這段話的時候，阿蒂的臉上滿滿洋溢著知足的表情。

值得敬佩的外籍移工們

我真的看過很多外籍看護工，是走苦自己養全家的路線。在微薄的薪資下，不但有能力存錢寄回去，還可以大大翻轉家人的生活。反觀，在台灣的我們，賺得多也用得兇，很多日常的小確幸，旅遊、美食、流行服飾等，說穿了個個都是吃錢的小怪獸，即使工作很多年下來，也不見得能存得到錢。

在聽過的人生故事中，的確也有些兒時苦過、餓過的人，因為經歷過太多生活磨難，反而鍛鍊出異於常人耐力和韌性，當然這不是絕對論，但也值得我們一起來想一想，我有沒有可以忍耐五年不回家，獨立生活不和家人團聚的能耐呢？關於這點，我真是完完全全輸給阿蒂了。

謝謝阿蒂，大方分享給我一個這麼勵志的故事。在金錢和幸福兩者之間的距離拿捏，有時我們會驕傲的以為，我們很懂，可其實拉下自己臉皮也知道，賺錢本是為了養家，但有多少夫妻卻因為彼此工作忙碌，失去相處時間，最後反而走上離婚一途。

從這故事，我很能體會，在困苦中要活出生命的價值，靠的是自己的堅持，不要期待別人的掌聲，能活得裡外一致，就是對生命成績單，最好的肯定。

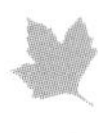

藥酒錯喝成要命

追悔莫及的妻子

原以為只是一天半包菸一小杯酒，捨不得丈夫連這一點小嗜好都阻擋。

阿輝伯未滿六十五歲，年輕時奔波工地做木工裝潢，後來打拚有成，一邊帶徒弟且有個自己口碑甚好的團隊。然而因為趕工導致作息和飲食不正常，也不知道是不是身體過度勞動的緣故，往往到了該睡覺的時間還翻來覆去睡不著，失眠最大的痛苦就是隔天醒來沒精神。於是聽從朋友的介紹，用烈酒高粱來浸泡活絡筋骨的藥材，只要喝一小杯大概一百毫升就可以助眠，就這樣喝了三十多年，阿輝嫂因為看丈夫也沒有其他的壞習慣，一天半包菸一杯酒，雖然覺得這些都不是好東西，但也捨不得丈夫連這一點小嗜好都被阻擋，她也會主動幫著丈夫到處探聽什麼藥材好，像是海馬、鹿茸、人參、枸杞、當歸、川芎、生地、熟地等，再去熟識的中藥行抓藥來浸泡成藥酒，這讓她覺得安心一些。

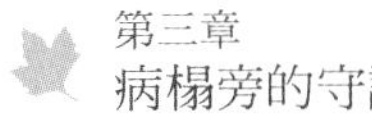

久而久之這事也在好友圈傳開了來，比較知己的好友，也會託阿輝嫂幫忙準備藥酒，因為大家都覺得這是好東西，阿輝嫂本來也是反對喝烈酒的，但想一天才一小杯，若加上好一點的藥材應該沒什麼大問題。直到兩年前手下帶的人診斷出了口腔癌，這人也是定期拜託阿輝嫂泡藥酒的，這事情一直擱在她的心上，不知怎麼的心裡就是過意不去，還包了個大紅包給生病的員工。阿輝嫂也知道烈酒就是烈酒，泡了藥材酒精濃度一樣不減，實在擔心害怕，想要勸誡阿輝伯乾脆改一改，也或者提早退休都好，奈何人生總是事與願違，阿輝伯安慰太太只要再拚個幾年，多存點養老金都好，就一定會收手，熬不過丈夫請求，阿輝嫂只能常走廟宇幫丈夫祈福。

揮之不去的預兆竟成真

誰知準備退休的前半年，阿輝伯開始食慾變差、體重也減輕，吃東西常常嗆到，每次叫丈夫去醫院詳細檢查，阿輝伯總推說手上工作忙，會找時間去的，又拖了兩個多月，直到有一天阿輝伯覺得躺下睡覺的時候，有喘不過氣的感覺，叫救護車送去急診，後來住進消化專科的病房，抽血、安排影像學檢查、做胃鏡加上切片送檢，折騰了好些時日報告總算出來，診斷確定是食道癌末期，肺、肝、淋巴都轉移了，阿輝嫂哭得很慘，阿輝伯反而淡定，彷彿這一切都在自己的預料之中。

因為已經無法痊癒，也不想再忍受治療的辛苦，阿輝伯主動選擇比較輕鬆的照顧方式，跟醫師提出想了解安寧療護這件事，有聽工地的朋友在聊天的時候提過。醫院的安寧共同照顧團隊，用心花時間了解病人家屬想法，讓病人家屬提問，也澄清安寧與安樂死之間不同的差異，並即時進行安寧收案家庭會談。也同步跟家屬說明，若病況穩定可從安寧門診先固定追蹤拿藥開始，待有不同狀況發生隨時跟安寧醫療團隊聯繫，調整之後的照顧方向，例如住到安寧病房或者安排安寧居家訪視。

阿輝伯很快地就決定要簽「預立安寧緩和醫療暨維生醫療抉擇意願書」，簽好了就辦理出院回家，他年輕時夠打拚，阿輝嫂也管理財務妥當，保險存款都夠用，兒子在外地工作假日都會回來探視，女兒未婚住家裡，下班後會貼心幫忙分擔家務。回到家的阿輝伯很迅速地把手上的工作交託出去，然後開始他人生第一個沒有限定天數的長假。因吞嚥的狀況不好，在醫院有事先做了一個胃造瘻口才出院，但阿輝伯很有個性，以一切隨緣的方式來過日子，想吃就吃，想睡就睡，想看電視就起床，想外出走走就逛一下門口的公園，他小聲平靜地說：

「比起我父親那個窮到吃不飽的年代，我已經夠好命的了，娶一個老婆雖然有點囉嗦，但幫我把家庭和工作裡外都照顧得很好，已經是沒得嫌了，兩個小孩也夠懂事，還好以前工地大家約賭博，我心動但沒有去，女人嫁我辛苦，不要再讓她操煩，所以我除了工作就是家裡，有花時間陪到老婆小孩，現在比較沒有遺憾。」

後悔莫及的自責

相較起阿輝伯的灑脫，站在旁邊聽的阿輝嫂，眼睛已經哭到紅腫，擦眼淚的衛生紙殘渣都還留在眼皮上。她把我默默拉出門外，讓阿輝伯先睡一下，並有一肚子的自責難受得很：

「我就是書讀不多，健康知識不夠，才會害了丈夫，從知道生病一開始我就學習上網去查資料，也請小孩去有癌症照顧相關資訊的單位拿衛教手冊，我都在想為什麼要等知道利害關係了，才來害怕。我也是逃避的心態，當時他員工口腔癌的時候，我的心就顫了一下，但我想說他又沒吃檳榔，每天不到半包菸和睡前一杯酒，再禁下去怕影響他上班的心情，早知道他居然在努力了一輩子，準備要退休好命的時候，卻發生這件事情，這都是我的疏忽，我實在是不應該，我有夠氣我自己的。」

阿輝嫂一邊說還一邊用力打自己的大腿，她氣的還有，本來只是自己喝，只害到自己人，沒想到幫別人泡藥酒，搞不好害了更多的人。我懂她善良的心放不過自己，我只能提醒她，過去的來不及，但未來的每一刻都可以改變。目前不是自責的時候，難得阿輝伯人算好照顧，我教她善用愛玉、仙草、豆花來搭配湯品或營養品的食用，可以幫病人多些味覺的調整，也較容易吞嚥。

健康教育不得忽視

這一路我也在想，人生一輩子最精華的階段，大多是為生活、工作、家庭努力付出，這些有共同生命經驗的小老百姓，為什麼在日常中得不到這些醫療人員覺得近乎是基本觀念的健康信念。而飲食或健康信念從來都不是長大了、有慢性疾病了、老化了才要注意的，以現今社會來說，原生家庭的飲食習慣首當其衝，畢竟這是人呱呱墜地重要成長的地方。

再來依現今社會狀況，十二年國教除了教導德、智、體、群、美五育之外，也可以納入飲食教育這部分。若教育呈現一直在有教導但效果卻不好，我們能不能認真覺察，到底是哪個環節出了問題，然後真的是不應付，而是在成人教育中再努力扳回一成。回想我自己的飲食習慣，幾乎是在念了護理之後，才知道均衡營養的重要性，但卻是在過了四十以後，才努力落實在日日的生活中，也沒做得百分百扎實，我且如此更遑論他人了。

看著阿輝嫂自責，我也很心疼她攬下所有的責任，這也是多數家屬在家人生重病之後，會有的情緒反應，這需要時間慢慢消化，而我只想盡自己的力，看能不能再多幫一點忙都好……。

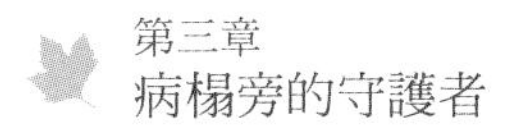

◎阿杏安寧療養護理站

食道癌好發於50至70歲，且主要以男性居多，罹患食道癌有高達9成的誘發主要原因與抽菸、喝酒、含亞硝胺的香腸、臘肉或溫度過熱的飲食有關。

詳情可以參閱元氣網〈愛吃辣、飲酒、喝熱湯恐釀食道癌，這些不良習慣也要戒〉。

爸爸的心裡病了

盡心盡力陪伴的女兒

爸爸是心裡病了才會這樣對她，但自己不想也過著同樣的抱怨人生。

五十五歲食道癌末期的阿泰是家中獨子，還有一個姊姊，父親過世得早，由母親獨力扶養長大。阿泰一直對念書沒有興趣，高職畢業後就去當兵，退伍後在髮飾的工廠工作，因為個性認真老實，很得老闆賞識。

適逢大陸改革開放，由於老闆考量在大陸等地設廠的運作成本較低，於是想帶阿泰一起發展，也允諾讓阿泰入股一起分紅當股東，當時還單身的阿泰，覺得這是個不可錯失的機會，一口就答應了。

剛去那幾年，日子過得很辛苦，所幸老闆對阿泰不薄，在薪資和分紅上都讓阿泰相當滿意，心甘情願地投入工作。在廣東工作的阿泰，在這也遇見了一個來自廣西，小他十五歲的女孩——阿桂。兩人都是離開家鄉打拚，女孩的溫柔婉約特別能激勵阿泰，加上兩人投緣總有聊不完的話，於是阿泰在三十五歲那年，終於完成人生婚姻大事，夫妻同心協力一起經營工廠。

後來老闆因為年紀大想回台灣安心養老，於是阿泰用這些年存的錢，買下老闆所有股份，一樣踏踏實實地做事。只是，後來因為想擴廠，阿泰找了兩個當地覺得信任的員工，鼓勵他們合資一起當股東。沒想到這是引狼入室的開始，當阿泰的技術和管理，被這兩個合夥人全控制之後，就毫不留情地想方設法把他趕出去。誤判形勢的阿泰相當懊惱，這幾年的心血就此付諸流水，莫可奈何只能帶著妻兒回到台灣生活，從此一蹶不振。

當時還不到五十歲的阿泰，這一跌，完全失去了工作的動機，他常常神情黯然、借酒澆愁，妻子怎麼勸都勸不動，家裡的模式只好轉成女主外男主內。當時唯一的女兒才念大班，本來都是阿桂自己親手帶的，但家裡不能沒有收入進來，硬著頭皮，阿桂開始工廠作業員做二休一的生活，再不捨也要忍住，把女兒託給丈夫照顧。

情緒不穩的父親與默默承受的女兒

上面這段故事，是病人不滿二十歲的女兒——小佩跟我說的。

第一次訪視，病房護理師就交班說，病人不想再忍受治療的辛苦，主動選擇想了解安寧療護。病人因腫瘤就長在食道，已經影響到說話和進食，有時連呼吸也不順暢，整個人的外觀骨瘦如柴。因為妻子工作的緣故，所以剛好放暑假的小佩，就成為爸爸的主要照顧者，小佩完全繼承了媽媽的溫和謙柔。

請總醫師先完成第一次訪視，調整疼痛控制的藥物，也用筆談了解病人想法，阿泰在白紙上清清楚楚寫下「安樂死」三個字，我明白他活得辛苦，也小心解釋在台灣目前並沒有這個選項。所以我用手機讓阿泰看了醫院安寧病房的簡介，他告訴我他還要再想一想。

等過了一天，小佩打電話給我，說父親同意轉安寧病房，我安排好收案會談時間，同步跟家屬說明，若眼下病況、症狀都穩定，還是可以先出院，從安寧門診來追蹤拿藥，待有不同狀況發生隨時可致電共照師，調整後續的照顧方向，例如住到安寧病房或者安排安寧居家訪視。小佩照顧父親的時間是早上八點半到下午四點半，因為她還要幫媽媽趕去接還在念幼稚園中班的弟弟。小佩說夜間的照顧工作，就等媽媽下班或姑姑幫忙出錢請看護，輪流照顧。

服務中我發現，當小佩靠近爸爸的時候，眼神中總帶著些恐懼。有一次我下午四點去看病人，小佩剛好在跟爸爸說等一下要離開去接弟弟，沒想到我居然看見病人拿起床邊的礦泉水瓶子，丟向小佩，口中還氣憤喃喃地不知唸些什麼，小佩閃躲後，只是默默拾起地上水瓶放好，好聲好氣地跟病人說：「爸爸再見，我明天早上再過來。」然後就紅了眼眶離開病房。

這一幕，我看傻了眼，小佩念的是國立的大學，半工半讀還要照顧弟弟，這麼乖巧的女孩，為什麼病人要發怒，這樣對待女兒，我看了實在驚恐。隔天上班，我立刻去病房等待小佩的到來，通常病房早上的治療九點半才開始，在這個時間之前，病人都還是在睡覺，所以我有一個鐘頭的時間，可以單獨跟小佩聊聊。

小佩的童年陰影

我拿了一瓶調過精油的橄欖油送給小佩，因為我發現小佩的手其實很乾，這女孩很有禮貌地跟我說：「謝謝護理師姊姊。」

「妳真的很棒耶，在病房其實較少看到大學生來照顧家人，我覺得這很不容易。」

「可是爸爸不會這麼想，我沒來他會生氣，我來他也是不高興，我怎麼做都不對。」

「爸爸是生病之後才這樣的嗎？」

小佩嘆了很大一口氣，才慢慢地說：「不是，從我們回台灣開始，爸爸就變得很恐怖。」接著下來，小佩說的每一個字，都讓我感到非常不忍和不捨。阿泰在大陸有一段時間其實發展得不錯，也存下不少錢，就是從小佩出生那年開始，工廠經營開始出問題，後來整個被合夥人併吞。也因此他怪罪是女兒是掃把星，常常對女兒粗口大罵，有時也會暴力相向。

更可憐的是，發生這些事情的時候，都是在小佩放學下課的時候，這時候媽媽還在上班，家裡只剩父女倆，所以不管怎麼對女兒動手，其實都沒有人會發現，還在發育階段的小佩，常常沒有吃晚餐就餓到睡著了。當阿泰遷怒到小佩身上的時候，會恐嚇她說，就是因為小佩命不好才會害了全家人，如果她還要跟媽媽告狀，搞不好會連媽媽都失去。年紀小小的孩子，不知道自己做錯什麼，為什麼爸爸要這樣對待她。

小佩每天都很期待媽媽下班的時間，因為只要媽媽一回到家，爸爸就會恢復正常，會把飯煮好講話也是客氣的，她很珍惜這段時間的相處。等到上小學，阿泰的脾氣更變本加厲，只要成績考不到九十分，除了打罵還要餓肚子，所以她很用功，希望能討爸爸開心，只可惜小佩的回憶中，從沒有被爸爸稱讚過。國一，小佩因為開始補習，跟同學有多些相處時間，聊天時才發現別人的家跟自己不一樣，成績比自己差的同學，父母親也仍是愛惜關心。

走出憂鬱，化為前進的力量

小佩不知道該找誰求救，壓力大到開始拔頭髮、吞頭髮，也會在學校的電腦教室查，怎麼自殺比較不會痛苦，還好學校的老師有發現她的異樣，私下請了媽媽來學校了解，這時媽媽才知道，這個乖巧的女兒原來受了這麼多的苦。

這時的小佩極度憂鬱，精神狀態已經出了問題，媽媽非常抱歉，趕緊依著老師建議帶她去身心科就醫，媽媽同時想辦法調整工作時間，減少小佩跟爸爸獨處的機會。媽媽也會特意安排假日的休假，讓小佩可以跟同學出去散散心。

小佩說，還好現在網路很普遍，很多訊息都可以查得到，在網路上她也認識了一些在家庭中受傷的朋友，她們會彼此傾聽跟支持。從小，她就知道媽媽很辛苦，所以幫忙照顧弟弟和爸爸都不覺得累，能幫忙媽媽最重要。也因為開始介入專業的心理諮商，小佩知道，爸爸是心裡病了才會這樣對她，短時間她還是沒辦法完全饒恕爸爸，但知道自己可以把自己照顧好，她不想跟爸爸過著同樣的抱怨人生，她很清楚，可以靠自己的力量，將來跟媽媽還有弟弟好好地生活下去。

這女孩，好堅強。超欣賞這種把苦吞下去還當成吃補的人，她才二十歲便很清楚自己人生未來的方向，把受過的苦難都轉換成生命的運轉能量。我除了敬佩就是深深地給予她滿滿祝福。

黑暗過去，曙光必要來臨。

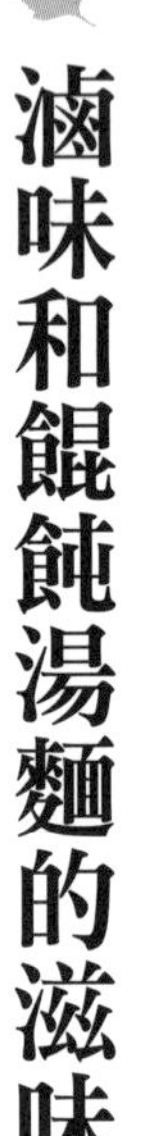

滷味和餛飩湯麵的滋味

讓我驕傲的學姊

與其花時間去煩惱，倒不如把這腦筋用在怎麼讓生活變更好。

肝癌末期的病人阿田，生病前在工地打臨工維生，是因為黃疸日益嚴重，工頭覺得不對勁，才叫他趕快來醫院就醫，沒想到一檢查狀況就大不妙，治療效果不好，醫師建議考慮接受安寧療護，照會單寫著希望安寧共照師介入協助的方向是：簡介安寧療護及教導舒適照顧。

探訪時，床邊坐著智能不足的妻子和兒子陪伴著，我試著詢問妻子知不知道阿田現在的狀況不好，妻子表情愁苦，怯怯地跟我說：「妳能不能等我阿姊來，我聽不懂妳說什麼。」這個阿姊指的是妻子的親姊姊，也是阿田的大姨子，平日經營麵店為生，我們約在麵店公休的時間來討論。

終於等到週二公休日，在這個家庭既是主要決策者，也是主要經濟負擔者的姊姊終於來了，我都管她叫阿勤姊。先自我介紹完，接著要完成較完整版的家系圖，才發現我們從小都住在鼓山鹽埕一帶，我們都念壽山國中，我們都參加過學校的田徑隊，這種巧合恰恰可以緩解一下緊繃的氣氛。

太過能幹的大姊

阿勤姊說自小家境就貧困，父親在港口幫忙人處理漁貨，母親則是做家庭代工貼補家用，自己是家中長女，弱智妹妹凡事都要教，弟弟不學好常在外面鬧事。從阿勤姊懂事開始，就被賦予許許多多的責任，不管是照顧弟妹、分擔家務，亦或是打工貼補家用，所有能想到的苦差事都歸阿勤姊一手包辦，還好她天生樂觀，覺得能者多勞，只要雙手還能做，忙都來不及了，怎麼還有時間抱怨呢？

一路忙到快三十歲，根本沒想過自己終身大事，後來也是在媒人的提親下，就草草把自己嫁出去，沒想到結婚當天，父親不知道是不是喝得太開心，居然心肌梗塞就走掉了。阿勤姊苦笑著說：「我真的沒有時間煩惱，我結婚第二天就開始張羅我父親的喪事，可能因為我太能幹，所以我老公幾乎一點功能都沒有，他只負責睡覺跟生孩子，人生就是一連串的相欠債啊。」

父親還在的時候，因擔心妹妹智能不足會拖累到其他手足，知道住在附近的阿田是孤兒，為人敦厚也需要有人做伴，於是主動提起這一門婚事，婚後只生了一個兒子，開始去學校讀書才發現這孩子的反應慢，送醫評估後確定這孩子也是弱智。所幸阿田從沒抱怨過，三人一起生活倒也相安無事。反而是不務正業的弟弟，因是家中獨子，成了父母親心頭揮不去的愁，阿勤姊看在眼底，也想著到底該做些什麼，才能幫到全部的人。

與其上班工作，倒不如利用自己的一技之長，開一家麵店，一來時間可以全部自由規劃，二來一家人的生計也不用看別人臉色。阿勤姊很有生意頭腦，因為麵店口味家常、價格合理，很快就擁有死忠的顧客群。她把營業時間分成三等分，上午十一點到下午六點這時段收入歸她，下午六點到晚上九點這時段收入歸妹妹跟侄子，在這兩個時段她工作是負責廚房和結帳，妹妹和姪子則負責送餐和清潔，職務上的差異是，第一個時段她是老闆，第二個時段她就成了夥計。第三個時段是晚上九點到凌晨兩點，弟弟自己單獨挑大樑，做多少就賺多少，這時間來賺錢總比被朋友叫去喝酒好。

怎麼打成績是老天爺的事

阿勤姊真的是少見的樂觀行動派，誠如她所說的，與其花時間去煩惱，倒不如把這腦筋用在怎麼讓生活變更好，這是高手才能說出來的話。

阿勤姊很俐落地跟我討論出方向，先會談等候安寧病房，這時間她會帶妹妹去預備喪事需要的一切，錢的事情很早就都規劃好的，只要不出什麼意外大事，生老病死要用的錢，這個家都還過得去。我誇阿勤姊是我遇過少見有肚量的大姊，人好又能幫著父母照顧弟妹，不計較肯付出，我十分敬佩。

沒想到阿勤姊只是謙虛的回應我：「艱苦人才需要面臨這樣多的挑戰，我這一世能忙趕快忙，怎麼打成績是老天爺的事，我先對得起自己的良心比較要緊，誰叫我是我家裡條件最好的，妳說是不是？」話才結束，就傳來阿勤姊獨有的爽朗笑聲，這的確是個奇才。

我們的生活區塊雖然很近，但我從接案到離職，都沒機會去這家麵店嘗嘗。直到有天和賴先生載孩子要去晚餐，原本要去的那一家店休息了，隨意停在一家路邊沒吃過的麵店，我才準備要點餐，老闆娘就對著我說：

「好久不見，妳總算來吃麵了，我還想說怎麼從來都沒遇過妳呢？」

「好眼力的學姊，妳也太厲害了吧，居然一眼就認出我，太神奇了。」

說真的，對於這樣意外的相認，配著一盤滷味和餛飩湯麵的滋味，我的感覺是還滿溫暖的。

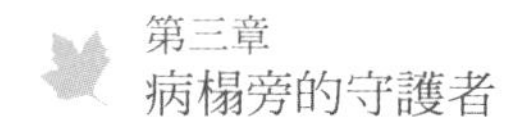

◎阿杏安寧療養護理站

針對家庭照顧者所承受的身心壓力，建議可利用「中華民國家庭照顧者關懷總會」所設置的照顧者通報諮詢專線：0800-507272。舉凡是新手照顧者、需要情緒支持的資深照顧者、希望兼顧工作與家庭的在職照顧者，都可以主動致電尋求協助，除了可提供家庭照顧者線上諮詢服務，還包括社會福利及社會資源的連結與轉介。

還願意付出的那一個

行動不便的聯絡人

請好好珍惜家裡還願意付出的那一個，別太糟蹋，多一個人承擔，差很多。

價值觀是一種很主觀的意識形態，在成長的過程中，我已經觀察到，長得好看、成績很好、會看臉色、表達力好等，都是非常加分的事情，偏偏、偏偏、偏偏，這幾件事我一件都沒有中。

既然不具備吸引父母、老師、同儕目光焦點，所以這樣的孩子好像就會想一些有的沒的，來逃離不被認同的環境，例如搗蛋搞怪、談戀愛、打工賺錢，但無論如何再回頭審視自己的人生，當沒有感受到被愛的時候，人的心容易變得暗黑，會有很多壞念頭跑出來作亂，難怪聖經上會說：「你要保守你心，勝過保守一切，因為一生的果效是由心發出。」

通常我接到照會單，會先上個案的資料系統去查一下案家基本資料，然後再跟原單位的病房護理師確定一下，床邊的陪伴者是家屬還是看護，這樣比較好安排接下來訪視的工作內容。

互相同理，才有和氣

照會單的個案是個八十歲的阿公，因反覆高燒不退來醫院詳細檢查，診斷是骨髓增生不良症候群（Myelodysplastic syndrome,MDS），醫院中的主要照顧者是看護陪伴，妻子十年前因為肺癌過世，阿公有三個女兒跟兩個兒子，照顧費用主要是兩個兒子一起負擔，家裡主要對外聯繫窗口是案長女，記錄上也只有這個家屬的手機號碼，別無選擇我只好打給她。

接下來的兩天，這個手機都沒有人接，我請看護幫我聯絡家屬，沒想到，案長子回電給我的口氣不是太好：「不是有我大姊的電話嗎？我要上班，你們一直打電話來吵我，看護也都請了，你們還要我怎麼做？」心情上的無奈，在短短的幾句話中表露無遺。

通常情緒會這麼不爽的，要不是手邊有事煩著，就是家裡的相處氣氛不是太好，我雖然覺得掃到颱風尾，但絕不會自動對號入座，於是我用一種極平靜溫和的口氣回答他：「對不起，打擾到您上班，因為後續簽署不急救的意願書，以及要不要接受安寧療護，真的不是我可以單方面決定，大姊的手機都沒有接，才需要打電話給您，還是拜託您請大姊打公務機給我，看怎麼安排比較恰當，都尊重您的決定。」

溫暖的太陽總是比冷冽的北風來的有效，掛上電話前，案長子跟我說：「護理師對不起，我剛剛口氣不好，我只是被工作和家庭的事情煩到，我不是故意要這麼兇的。」我懂，我懂，我真的懂，我可是真材實料的「李懂」，不管對待病人或家屬，同理心是一定要有的！

自立自強不抱怨

下午我就接到病人大女兒阿娟的來電，電話中她不斷跟我道歉，表明因為自己活動不太方便，手機很舊又捨不得換新的，所以才沒接到我的電話。但因為通話中訊號很差，聲音一直斷斷續續的，於是我趕緊跟她約好隔天下午兩點，來參觀安寧病房順便討論後續照顧方向。

約定的時間過了半小時，阿娟人還沒到，窗外又飄起了雨，當我正在猶豫要不要打電話關心她的時候，我看見了讓我很難過的一幕，阿娟撐著拐杖一跛一跛地走進來，很明顯頭髮和衣服都被雨水給沾濕了，阿娟遠遠就跟我說：「你是李小姐嗎？對不起我遲到了，我騎車來，因為這附近好難停車，所以我遲到了。」

該說對不起的人是我吧，關於案長女行動不便這件事，唯一的一條線索就是那通收訊不清楚的電話，這也讓我很抱歉，因為我忽略了這關鍵字，但同時對於這個家的某些疑問，彷彿也隱隱有底了。我帶案長女到交誼廳坐好，然後先倒杯溫熱的開水給她，遞上面紙讓她擦一下，我自己先跟阿娟道歉：「對不起，我不知道您的行動不方便，不然我一定不會約在這陰雨天，我可以想像您剛才一定費盡心力，才趕到這裡的。」

之所以如此愧疚，正因為我知道醫學院中心的周圍都很難停車，若沒有停在車格裡，就會被拖吊，我不由得小小懊惱起來，若早知道這訊息，我的服務方式或許有不一樣的調整。阿娟人很客氣，我們彼此寒暄了一下，她才跟我說：「李小姐妳不用一直跟我道歉，從小我因為身體的關係，在這個家都沒有受到尊重，那個年代生女兒已經是賠錢貨，又生到我這種手腳不好的，都說我是來給父母討債的，連弟弟妹妹也都吃定我，覺得我顧店最閒，從以前父母每次住院，聯絡人都只留我一個人，我習慣了。」

阿娟習慣，我可沒有習慣，我能同理阿娟的難受，在心裡卻忍不住要碎碎念：「每個孩子都是成人自己決定要生下來的，可不可以不要把整個家的悲劇，都牽拖給一個剛出生又身體受苦的孩子呢？」阿娟並沒有因為身體的殘疾，對這個家貢獻少一點，因為家境不好，所以很認真學習，下課後不管是照顧弟妹或是幫忙家務，都承擔起來。她野心不大，拜託父母至少讓她念到高職，因為成績很優秀，畢業當天立刻看報紙找到一份會計的工作，努力貼補家用。一邊工作，也還一邊學習，還抽時間去學刻印章跟打鑰匙，總之她知道這個家不能再供給她養分，她必須更豐厚自己的羽翼，有任何機會她都想試一試。

能幫忙總是比被幫忙來的好

在職訓局阿娟認識了同樣也罹患小兒痲痺，但對她相當體貼的丈夫，當兩人學成結訓時，也決定要廝守終身，共同拿出積蓄買了間一樓公寓，面街道的空間當店面，隔一塊板子後面就當住家。因為理解彼此身體殘疾所帶來的困擾，兩人也格外惺惺相惜，婚後生活還算平順，阿娟生了兩個很乖巧的男孩。

夫家從沒給過阿娟壓力，婆婆知道兩個年輕人的難處，不管是在小額的金錢上，或是幫忙看顧孫子，都是非常盡心盡力，這也彌補了阿娟在娘家很少感受過的溫暖。阿娟說她最感謝婆婆就是在她坐月子的時候，很認真地幫忙煮月子餐，交代說這是女人可以改變體質的好時機，一點都不馬虎。十年前阿娟洗澡的時候發現自己的右乳房有硬塊，去檢查才發現是乳癌初期，醫師建議趕快動手術，痊癒的機會相當大。當時孩子都還在念國小，正需要媽媽照顧的時候，也是婆婆一口接下來幫忙，出院後頭一個月的飲食，全是婆婆一手張羅。

在她心中，婆婆是個有肚量也願意付出的女人，這正是阿娟不計較過去原生家庭的虧待，願意盡一己之力回饋娘家的好榜樣。阿娟的父親，後來自己表明不願意身體太受苦，所以趁週末兒子休假的時候，完成「預立安寧緩和醫療暨維生醫療抉擇意願書」的簽署，趁身體還能自由活動，決定先接受安寧居家療護，以症狀控制為主要治療方向。在這個家庭會議中，我們也婉轉提醒家屬要事先討論，關於身後事還有財產分配的部分，這都是很容易讓家人彼此起爭執的因素。

在這個故事我看到了身教的重要，阿娟說自己原是抱著怨恨父母的心，想要脫離原生家庭的種種勒索，順利把自己嫁出去，顧好自己這一家，對於娘家從此敬而遠之。是婆婆的慈祥融化了她剛硬的心，婆婆常跟阿娟說：「很謝謝妳的爸媽，生了一個好女兒嫁給我們，還幫我們生了兩個健康又懂事的孫子，我沒有保護好自己的兒子，讓他出生不久就得到小兒麻痺，這是我一輩子的痛，所以我也珍惜妳，娘家需要妳，妳就去，能幫忙總是比被幫忙要來的好啊！」

原生家庭的苦，家家都不盡相同，但我要很認真的呼籲，請好好珍惜家裡還願意付出的那一個，別太糟蹋，多一個人承擔，不是差一點點，是差很多。

四道人生：道愛、道謝、道歉、道別，並非臨終才好用，願意平日照三餐服用，保證身心都更安康。

第四章

陪伴的點點滴滴

時間不斷在倒數，
不只醫療團隊的盡心、共照師的照顧、家人的守護，
病人也搶著這最後的一點時間陪伴身旁的人，
只為了不留下遺憾。

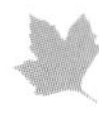

趴睡也要睡得舒服

別讓最後的日子太辛苦

醫護人員各司其職，互相合作、分擔，讓病人的痛苦能盡快得到緩解。

當安寧共照師負責跑胸腔內科的那段日子，最高紀錄同病房有六個收案的病人，很符合小區域勤走動的概念，不但和原科醫護人員也可以混得很熟，連討論調藥、交班、照顧決策、照顧心得分享，都可以在一天通通搞定。

最怕就是大節日，尤其過年、清明、中秋幾個大節日，病人的病況相繼不穩定時，護理站的治療室真的很搶手，若同時有幾位瀕死病人正等著要搭末班車的，血氧飽和度（SPO2）都在爭相比賽誰數值比較低，相當考驗帶組的護理師和值班醫師的體力，願意長時間待第一線輪值的病房，幾乎都是年輕熱血的奉獻，醫療團隊不斷努力直到病人呼吸的最終一刻，真誠祝福病人有好緣分，給自己選個好時辰，安、心、上、路。

安寧照顧團隊的盡心

初見到五十多歲的嚴大哥時，他喘到坐立難安，大兒子說他已經喘三天沒好好睡覺了，其實肺癌末期再加上肋膜積水，完全可以想像病人若平躺時，惡性的積水是如何鋪天蓋地地蔓延侵略整個肺部和呼吸道。嗎啡是癌末階段很常見的症狀控制用藥，可以緩解疼痛和呼吸喘，臨床上少有成癮的案例，和一般止痛藥最大不同的特色，就是沒有「天花板效應」（Ceiling Effect），也就是說當末期病人因症狀加劇，所需嗎啡使用劑量需不斷提高，則嗎啡藥效可以隨劑量增加沒有上限的顧忌，當然因用藥所產生的副作用，例如便祕、噁心嘔吐、排尿困難等，醫療團隊也要密切注意。

原科的醫師已經有開立嗎啡使用，只是對於劑量和使用頻率，我們之間看法有些不同。所幸，我們都是可愛也是善良好溝通的夥伴，交換彼此專業意見深度討論，期待病人能得到最適切的照顧。最後達成共識：嗎啡改成四小時投與一次，定點四小時以外的突發痛、呼吸喘或是其他不適症狀，提醒家屬務必隨時告知主要負責的護理師，只要自己覺得不舒服超過三分（零分為沒有不舒服，十分為極度不舒服），便可再追加一次劑量。

討論症狀控制用藥過程中，住院醫師的用心聆聽和護理師的細心發問，我深深覺得這樣好的互動，是推動安寧共同照顧最大的獲得，醫護人員各司其職、互相合作、互相分擔，讓病人的痛苦能盡快得到緩解。給藥並觀察病人生命徵象變化，約莫十五、二十分鐘表情已舒緩許多，我幫病人調整了一個半坐臥姿勢，一定要有足夠的枕頭充分支撐，趴睡在床上桌的姿勢才能舒服一些，再幫他做一下肩頸部位的舒緩按摩，擺好姿勢才不到十分鐘，嚴大哥就已經睡得很沉很沉，這幾天他應該累爆了。

離異的父母、小孩的為難

趁這空檔跟家屬衛教善終的注意事項，也引導家屬聊聊深藏在內心的話語。二十來歲的大兒子說，其實父母親早在他小六的時候就離婚了，原因是外遇，所以母親相

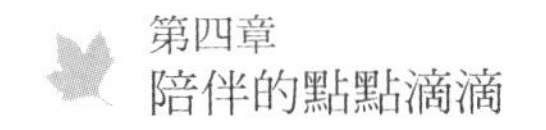

當不能諒解父親的無情。當時的母親一個人帶著三個孩子獨自生活，父親因有了另一個新的家庭，所以也無法提供太多的金援，這一路走來大人辛苦，小孩也跟著受苦。

大兒子記得當年很想念爸爸，若是有約好某個週末假期要去和父親相聚，母親目送他出門時那憂鬱的眼神幾乎要把他吞沒，他只能趕快說聲再見就急急逃離家門。大兒子說：

「不明白大人之間的事情，為何也要把小孩牽拖進來。我喜歡爸爸也知道媽媽辛苦，但他們常常會在我面前叫我比較誰好誰壞，我真的沒有辦法回答，日子一久我也不喜歡去找爸爸，長大之後就想盡辦法離家，覺得父母親都讓我很有壓力。還好弟妹當時年紀更小，對父親的事情沒有太多記憶。」

大人的事可不可以不要影響到孩子，但是有幾個大人可以做到呢？看著眼前的大男孩眼眶紅了，我跟他說：「你真的很不容易，父母親不和睦，你非但沒有變壞，還讀軍校幫忙減輕家裡負擔。在面對父親重病的消息，還會主動和弟弟妹妹討論接下來該怎麼做，也不會介意阿姨（病人現任老婆）叫你來幫忙一起顧，光是能做到這一點，我就覺得很佩服。」

面對家屬潸潸落下的眼淚，我盡力做到讓他們可以好好說再見，愈悲傷時我們愈應該做好症狀控制、舒適護理和臨終告別，透過安寧的服務，去傳遞有力量的祝福，讓受苦的病人有機會帶著微笑上天堂。

為遺憾畫下句點

下午，唯一的女兒來看多年未見，再見已是即將臨終無法言語的父親，有些陌生、有些悸動、有些心慟……。父母親的分開造成孩子心裡的陰影，很多感觸再回頭是百年身。已經造成的遺憾無法改變，希望透過好好告別讓長久來的遺憾能畫下句點。

我說她懂，這樣的默契不是常常有，我聽著女孩敘述內心對父親複雜的感受，我們一起將無法被父親牽上紅毯的遺憾，誠心誠意交託在對父親祝福的道別聲中，靜默祝禱長輩平安善終，生命的禮物在此刻顯得彌足珍貴。

忙完下班刷的已經是晚上八點四十三分的卡，從電梯角度望出去的心圓特別靜謐，難得一天可以不用趕回家煮飯，忙碌終日後自己獨坐辦公室的沉澱，很享受短暫的放鬆片刻。週五就是要把有狀況的病人巡過一回，週休二日才能放得自在。只是家屬的哀傷和家庭錯綜複雜的失落，需要時間來消化，傾聽和引導也要有機會和家屬調到相同頻率，安慰得以澆灌進去受傷的心啊！

◎阿杏安寧療養護理站

當病人感受到呼吸困難的時候，除了依照醫囑給予氧氣和藥物治療之外，主要照顧者還可以幫忙維持環境的安靜舒適，用小電風扇輕吹臉部，刺激三叉神經減輕氣喘的感覺。還可以協助病人採舒適擺位：若是採坐姿，上半身可微向前傾或趴在桌上，用各種大小合適病人身型的枕頭支撐身體，減輕病人肌肉過度施力導致緊繃，藉此讓局部肌肉放鬆並調整呼吸。

詳情可以參閱台北榮總桃園分院網站〈癌症末期病人呼吸困難〉。

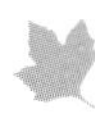

或許有一天我也需要

安寧照護的家庭須知

自費照顧除了品質外，更需要是和主要照顧者、主要決策者保持密切良好的溝通。

由家庭關懷照護協會社工轉介來的個案，李奶奶因為腦部疾病開刀後導致失能狀態，終日臥床沒有自主意識已經五、六年了，平日全仰賴外籍看護工照顧，家裡居住人口也簡單，子女全在外地，高雄就只剩老夫妻。

這次需要尋求替代照顧人力，是因為外籍看護工定期體檢的時間到了，基於時間緊迫，所以家屬自費希望找到合適的臨時照顧者來協助。當我接到電話的時候，因我收費高過目前照服員十二小時一千二百元的行情，在婉轉告知家屬後，便先提供坊間居家看護中心的聯絡方式，請家屬先致電詢問看看。

約莫過了兩天，家屬又再打給我了，主要是因為李奶奶抽痰的頻率很高，據說一小時要抽到三次痰，找不到合適人選幫忙，所以希望我可以答應。

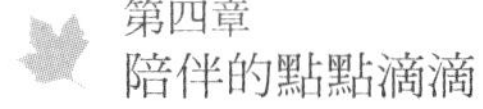

良好照顧的約法三章

能幫忙我一定是願意的，但有幾點堅持，話也說在前頭希望家屬能夠諒解：

一、阿杏不做單純的替代人力，要服務一定要有家屬願意聽交班，了解要給予的衛教內容。

二、阿杏需要家屬事先提供李奶奶日間的照顧流程，且服務後若有發現可改進之處，我一定會提出來說明。

三、當日會先當面和外籍看護工交班，確認李奶奶身體狀況，若有評估到可現場指導的部分，也會當下教導。

覺得自己實在很囉嗦，但該堅持的地方還是要努力堅持住，自費照顧除了品質外，更需要是和主要照顧者、主要決策者保持密切良好的溝通。到達服務現場，發現是隱身在菜市場旁的一條巷子內，採光不是太好的透天厝。李奶奶的房間雖是在一樓，但卻是用原有客廳的空間，再隔出一間小房間，然後裡面要塞進一張電動病床和印傭阿蒂的床，通道就只剩一把椅子的空間了。

原本就擁擠的空間，再多一個我根本寸步難移，也覺得空氣不夠流通，我還沒開始上工就流滿身汗，即使有冷氣但不能一直開著，這讓我還沒照顧就擔心起李奶奶的皮膚狀況。

受益良多的照顧訣竅

果不其然，一檢查就發現身上多處濕疹，背部和皮膚皺褶處特別嚴重，尤其是寬版的氣切帶整個深埋在頸部的肉裡面，早形成二度壓傷，李奶奶是不可能自己再表達感受了，但我眼之所及都讓我覺得好痛好痛。

實在是不太舒適的環境，到處很多小蟑螂跑來跑去，加上李奶奶的身型較寬胖，床的擺放緊貼左手邊的牆壁，翻身擺位果真成了困難事，覺得再怎麼翻李奶奶整個人都還是在床中間，這照顧的差事實在為難阿蒂了。

李奶奶身上三管通通都有，和阿蒂交班的時候，我會很在意她原本的照顧方法和思考邏輯，我不急著立刻改變她，但我希望經過這一天的互動，能幫助阿蒂在照顧上更省時省力。坦白說，我的內心非常敬佩這些離開家人來到異鄉的移工們，起碼這件事我自己就做

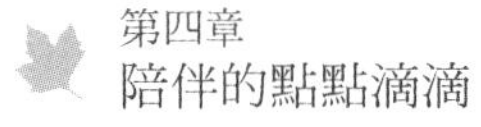

不到，況且多數的移工在工作和生活環境都是非常艱困，實在沒有理由不對她們友善一點。

當天我先帶了阿蒂做了口腔清潔、皮膚照顧、管路護理、翻身擺位，修剪指甲，阿蒂好可愛，一直重複地說：「原來可以這樣做，從來沒人跟我說。」學到最後一刻她才快步出門去體檢。

離開前我也留下一些耗材讓她可以使用，然後我很誠懇地跟阿蒂說了「謝謝」，感謝她幫台灣的子女，照顧家中年邁的父母。台灣的長照，外籍移工盡了很大的一份心力。

最後工作，還要婉轉的跟家屬說明一下一整天的照顧狀況。社區服務最大特色就是能走進個案家中，而我的期待是「藉由照顧一個人，衛教傳給全家人」，雖不容易，但傻人總是需要靠著一些夢想，日子才能快樂得過下去啊。

◎阿杏安寧療養護理站

衛生福利部長照2.0計畫，是為了保障被照顧者的安全與照顧品質，只要失能等級為2至8級，且家裡有外籍看護工的被照顧者，可以申請多元的長照服務。如果外籍家庭看護工休假或其他原因，有30天以上無法協助照顧，也可以申請喘息服務補助。

詳情可以參閱衛生福利部網站〈聘僱外籍看護工家庭可以使用多元長照服務〉。

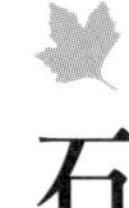

石縫下的小花

擁有強勁的生命力

擔心像沒有止盡的煩惱漩渦一樣，將人吸到暗黑恐懼的無底洞去。

二〇一八年二月十二日的時候，當時正值故事中四個孩子開學要註冊，很感謝當時兩位即時出現的善心人士，其中一位醫師是因為在網路上看到文章之後，私訊我幫忙聯絡醫院的社工，捐了一筆善款幫忙這家人度過經濟最窘迫的燃眉之急，這件事也大大鼓勵了我要繼續記錄服務病人的故事。

事情過至今已經快兩年，離開醫院工作，病人的妻子也成了阿杏的臉友，印象深刻是有一次我到楠梓的據點幫長輩上課，她也有來參加，我們小聚並互道平安和祝福。

突如其來的衝擊

大哥和妻子都才五十歲出頭，兩人平日靠買賣漁貨維生，生活不算富裕、偶爾也會吵吵鬧鬧，但一家人還是緊密生活在一起，互相依靠。前陣子大哥因為右腳痠痛拚命往骨科跑，就是想趕快把不舒服的症狀治好，並趁過年要多賺一點、多存一點錢，畢竟家裡有四個還在就學中的孩子，從讀國小到念大學的階段都有，每天每日的生活早晚都是支出。

誰知道四處奔波認真檢查後診斷出來，竟是肺癌合併大腦和骨頭轉移，照會安寧共照是為了先幫病人做疼痛控制，先不痛才好聊後面接下來的事情。大哥說痛起來的時候很像是萬箭穿心，也就是說跟分娩是同等級高分的痛苦，只是生產是喜悅，忍受陣痛是有價值的；但默默容忍骨轉移的痠痛刺痛全是折磨，一點忍耐的必要性都沒有。

好在跟安寧主治討論調整完用藥之後，從最痛十分到可以慢慢掉到零至三分了，服務過程中，也會帶入冷壓初榨橄欖油的簡單自我照顧方法，減輕案家各種不必要的負擔。當大哥比較不痛了，相對躺在病床上的時間更多，此時就會想到現實生活中過不去的種種，家用的房租費、生活費、補習費、註冊費。天天睜開眼都要消耗的新台幣，如今都只能靠親友的借貸和支援，對他們來說面對癌細胞突如其來的攻擊，跟新聞上播放的六級大地震一樣，絲毫不留情面把家裡最強而有力的支柱給震垮了。

家屬的傷心傷神

大哥大嫂擔心的問題有很多很多，例如擔心放射線療治療後骨頭不會好、擔心基因檢查後的治療會不順利、擔心四個孩子的讀書生活受到影響、擔心往後的日子不知該怎麼過下去……，擔心像沒有止盡的煩惱漩渦一樣，把兩人吸到暗黑恐懼的無底洞去。我握住大嫂的手跟她說：

「聽我說，醫院有社工師可以幫忙補助資源的評估轉介，也就是孩子的生活費、讀書費，我們可以一起來想辦法。醫院每天都有很多悲傷的事情發生，可以度過難關的都是願意相信，生命的苦難不是為了打倒我們，是為了讓凡人更珍惜每個當下。只要是願意努力往上爬的孩子，就像石縫下的小花不用特別灌溉也能有驚人的生命力的，大嫂，妳要相信你們的孩子一定可以的。」

大嫂終於抬頭正眼看著我說：「妳打哪來的，怎麼這麼好，願意花時間關心我們？」

「只要胸腔內科這邊發安寧共同照會單，我就會出現了，還會給公務機聯絡號碼，讓妳有需要的時候就可以找到我。」

「李小姐，謝謝妳的幫忙耶，以前看我老公身體身體很強壯，每次跟他吵架都沒有在客氣的，誰知道才說腳痛，也不是沒有跑醫院看，只是錢都白花了，誰會聯想到居然是肺癌骨轉移引起的。」

「我聽得出來妳的懊惱，發生這樣的事情誰也不願意，夫妻為了養家的壓力爭吵，我也會有，但是生病絕不全然是由這件事情引起，來了都是無奈都要學著面對，需要有人商量的時候，至少我們在。」

照顧者的疲憊的確非常顯而易見，主要是除了疾病治療令人傷神之外，這個家庭過年需要的費用，寒假後的註冊費都是雪上加霜的一部分。容不得稍稍喘息，今天從一上班就很熱血的奔走，很大的原因是再兩天就過年了，如果努力可以減少一個家庭的困窘，那忙碌的節奏將變得特別不同。一早就約胸腔內科的社工師在護理站見面，有能力優秀的夥伴相挺，我既可學習也是病人福音。用高效率有邏輯的方式，收集完資源補助所需相關資料，社工師很快羅列一張清單給案妻，讓病人家屬都能清楚接下來要做的事情。

人間處處有溫情

跟時間競速的時候感覺秒針轉得特別快，感謝一切美好因緣有兩位善心人士分別願意幫忙孩子下學期的註冊費，以及過年期間的生活開銷補助，從電話得知消息的瞬間，我樂不可抑、控制不住得大叫，那是一種比中樂透還要開心的開心，還好辦公室的同事本來就理解我的瘋。上午醫師查房時特別交待說，這兩天腦部放療告一段落先讓病人出院，靜候接下來的治療療程。此時我跟大哥說：「凡事都值得祝福，凡事都值得準備，一如我們愉悅迎接孩子的出生，我們也要夠穩妥預備自己的善終。」

感謝病人和妻子的明理，努力治療的同時也同步順利完成簽署「預立安寧緩和醫療暨維生醫療抉擇意願書」。

這故事發生在農曆年前的最後一個工作天，沒有任何形容詞可以表達當時的心安，那是一種很踏實的感覺。一直秉持的工作態度就是「想遇到什麼人，就先做什麼人」，故事中遇到的兩位善心人士、社工師、志工，我想都是前輩子修來的好福氣，這也是我以後一直都想做的事。

再次對每一位助人者深深一鞠躬，未來也期待邀請更多人加入行列，仍讓我們並肩一起，用愛傳播更多更多的溫暖，用善滾動更多更多的善良，讓日常每個需要幫忙的角落，都有機會得到溫暖與善良的澆灌。

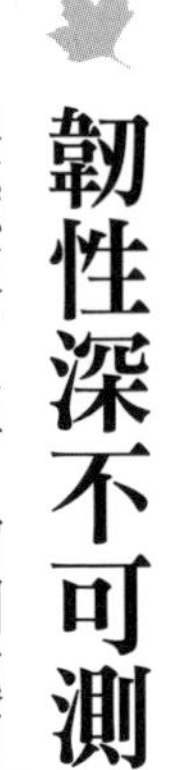

韌性深不可測

堅強來自往日的相處回憶

這一切就當是角色互換，現在換她來守護丈夫。

在《企鵝的擁抱——動物爸爸的育兒行為》這本書提到：冰天雪地的南極永夜下，帝王企鵝爸爸忍著呼嘯而過的強風和零下六十度的低溫，牢牢地抱著寶貝蛋。不管發生什麼事，昂然挺立的雄鵝全心全意地呵護著以羽毛覆蓋、用雙腳與地面隔離的蛋。這和人類的世界很像，關於一個「家」是否可以成為安全溫暖的避風港，一個男人的責任和一個女人的耐心，兩者都是必備的鋼梁。

服務工作上若遇到背景和自己相似的個案，不刻意感受便能自然接近。現在要分享的這個故事主角是一家四口，而恰恰這對夫妻的組合，也是男大女小相差七歲，生兩個女兒跟我家兩個兒子一樣都差三歲，然後我們都在同一年結婚，差在年頭跟年尾而已，我很佩服這女人，這景況居然還肯待在配偶欄裡面。

嗜酒成命的下場

加護病房裡準備談撤除的這個男人，在病歷上寫著診斷是酒精性肝硬化末期，交班說他一個人在家喝到吐，家人發現時已經倒在地上意識昏迷，不確定嘔吐物有沒有塞住呼吸道，也不確定有沒有撞擊到頭部，趕快送來醫院急救插管接呼吸器，但生命徵象非常不樂觀，家人知道病情後都一致同意不想再讓病人接受無效醫療。

《安寧緩和醫療條例》在民國九十二年進行第三次修法，若當事人意識不清楚且未簽署「預立安寧緩和醫療暨維生抉擇意願書」，面臨疾病末期且無法表達意願的狀態時，有兩位專科醫師確認是生命末期，可由家屬簽署以下兩款同意書：不施行心肺復甦術同意書、不施行維生醫療同意書，就可以為末期病人撤除維生醫療。

每次看到這樣病人，都會有些惋惜，身體原本好好的，卻拿酒精傷害自己身體，長時間喝酒喝到不要命，不僅肝臟組織會發炎壞死，還會形成酒精性肝炎，最後就變成肝硬化。看一下病人最近三個月的住院頻率，幾乎是把醫院當家了，總是出院沒幾天又送進來，也有喝到倒在路邊，是路人叫救護車送來醫院的。

小酌怡情，大酌肯定傷身，尤其是哪種喝茫、醉到完全沒辦法自理的人，執意走傷人傷己的路線，真的很沒有辦法獲得我的同理心。

愛是守護陪伴

家庭會議上，病人的哥哥和姊姊看起來就是一臉的無奈，還有兩個女兒也坐定在位置上了。走進會議室做自我介紹的時候，兩個女兒立即停下正在滑的手機，很有禮貌地朝我點點頭，兩個孩子都長得非常清秀好看，病人妻子是化妝品的櫃姐，已經跟公司請假，提早下班正在趕來的路上。

等了五分鐘，妻子匆匆走進會議室，快步坐在靠近女兒的位置，我們兩個雖然同年紀，但不得不說她把自己的外型維持得相當好，我很驚訝。趕緊專心進入討論撤除的主題，會議上由主治醫師說明目前的病況進展，另一位負責評估的急診主治醫師已經在中午先來看過病人了，安寧共照師的職責是清楚解釋撤除流程的進行，以及後續的照顧模式，社工師也會在旁協助確認是否需要提供資源連結。醫療團隊每一位成員，都小心謹慎希望盡最大氣力，來周全這家庭希望將傷害減少到最低。

坐位上每一個聽解釋的家屬早紅了眼睛，會議上家屬的互動也會顯露出家庭關係的親近或疏遠。我很難過這個嗜酒如命的男人，沒有好好珍惜自己的生命，因為他的家人看起來都超級愛他的。妻子說，病人在得知自己的疾病持續惡化，醫師嚴重警告再喝下去一定會有生命危險，他不顧家人勸誡，竟然還賭氣跟家人說：「不喝，也是死路一條！」

會後剛好接上會客時間，讓病人的兄姊和女兒先去探視，趁著獨處時間，提醒妻子準備撤除當天所需用物，也關心在接續事宜的準備上，有沒有需要協助的，我表達了對妻子的肯定與不捨，妻子則在此時說了一段話，總算解開我心中的疑惑……。

她說，她和丈夫是眷村的青梅竹馬，兩家人感情也非常好，從小丈夫就像親哥哥一樣，大小事都護著她，丈夫去中部念大學那一年，他們才開始相隔兩地的戀愛，妻子說自己因為愛漂亮所以高職選擇念美容美髮科系，兩人出社會都很努力存錢賺錢，在他們一起存夠付房子頭期款時就決定結婚，後來兩個女兒陸續出生，丈夫對娘家對孩子也都好，只是家裡開銷變大，但丈夫的工作升遷卻不順利，於是妻子為了節省小孩的託顧費用，辭去原來的工作，就在家裡開起美容工作室。

就在某一次過年，丈夫同眷村一起長大的好友特別從北部回來，因為開著名車，穿著又體面，四處張揚他的生活有多發達，丈夫忍不住動了凡心，也想跟進大賺一筆，誰都勸不聽，總之丈夫就是被那一塊大餅給迷惑了。一開始只是用存款來投資，後來因為長達半年的時間，丈夫都有拿回豐厚的紅利，所以才鬼迷心竅瞞著妻子連房子都抵押出去，沒想到投資的時間前後才不到一年，好友說要去大陸勘察市場，就再也沒消息了。丈夫受到的打擊實在太大，被最信任的朋友欺騙、連房子都被拍賣，覺得很對不起家人，也無心上班還搞丟工作，整天都用酒精痲痺自己。

聽到這類的故事，都會讓我想起一句台灣俚語：「人牽毋行，鬼牽溜溜走。」妻子勸過，也想過離婚，但丈夫不喝酒的時候，偶爾還會幫忙整理家務和煮飯，眼神還有以前交往的溫柔。妻子說壓死丈夫的不是錢，是走不出來的自責。還好老天爺疼她，兩個女兒不用人操心，只是房子被法拍、工作室也沒了，她只好當櫃姐，沒想到收入也一直很不錯，這一切就當是角色互換，現在換她來守護丈夫。

因為曾經深愛過，女人的韌性變得深不可測。

◎阿杏安寧療養護理站

《病人自主權利法》是希望透過法律，保障民眾盡早思考與決定：若有一天當自己處於某些無法治癒、嚴重影響生活品質與生命尊嚴的疾病狀態時，自己不用再多承受無效的醫療措施，家屬也不必經歷做錯決定的痛苦，透過事先與專業醫療團隊諮商後所預立的醫囑，書面載明希望採取何種醫療照護措施來維護生命或尊嚴，並註記在健保IC卡上，保障自己在人生的最後一段路，可以依自主選擇的方式達成善終。

更多資訊可觀看影片〈面對死亡的第二堂課預約善終之路〉。

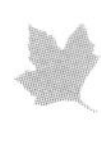

世間平安最貴重

願我的陪伴能安撫你的悲傷

有福氣的人先走，留下來的不只要善後還要幫忙善終。

晚上九點半還在整理廚房那一堆鍋碗的同時，公務機很盡責地響了起來，一接起來是下午才辦離院的陳爺爺打來的，他說：「李小姐，謝謝妳的幫忙，我們順利回到台南的醫院，一切都安頓好了。」

七十歲的陳奶奶，診斷是乳癌末期，她和丈夫老老照顧住在台南，原本和癌細胞相安無事已經超過五年，誰知後來常常偏頭痛，甚至發現看東西會有疊影，再回醫院檢查，醫師說已經蔓延到腦部和骨頭，為了尋找最後一線希望，在親友的熱心安排下，才勉為其難轉來高雄的醫學中心試試看。

通常這樣轉院，也是為難了剛接手的醫師，雖然病歷摘要載明了前一位主治醫師的治療過程和疾病進展情形，然而醫療界同一科別圈子小小的，最多可以聽到對目前病況的建議，若是想評論前一位醫師的做法是否妥當，這可不太容易，畢竟剛接手的醫師，也會有諸多的考量點，難以跟家屬一一說明白細節，說好說壞都不洽當。

病況出其不意

就像是陳奶奶的疾病，正因所有癌症相關治療都是在台南的醫學中心完成，原本治療效果也都不錯，在生病後的陳奶奶，病情若穩定，陳奶奶的姊妹也會帶她去最愛的日本京都走一走，只是沒想到在五年後，癌細胞就靜悄悄反客為主了，家人也搞不清楚，明明都有固定追蹤，怎麼還是說復發就復發呢？

會轉來高雄的醫學中心，莫不是親友想幫病人找到最後的一線生機。不是醫師不肯幫忙，而是陳奶奶經過這陣子反覆檢查的折騰，體力、精神各方面都不好，抽血報告和影像檢查也表示病人來日無多。收案那天，一踏進病房就看到，陳爺爺疲累充滿血絲的眼神，雖然有照顧功能很不錯的外籍看護工阿麗在協助，陳爺爺還是每天一早從台南開車來高雄，晚上九點再開車回台南睡覺，看到阿公不濟的精神狀況，我超級擔心他的行車安全。

雖然累，陳爺爺望著太太的眼神還是很溫柔，坐在陪客床就反覆只做一個動作，就是把陳奶奶的手捏緊了又放，放了又捏緊。阿公的家系圖很簡單，就生了兩個兒子，只是六年前小兒子因肝癌過世，相隔一年陳奶奶又罹癌，陳爺爺悲傷地說：「郎熬袂過天，天若欲共你創治，你根本無路當走，世間啥物上貴重，平安上貴重。」（翻成國語：人厲害不過天，老天若要捉弄我們，根本就無路可逃，世間什麼最貴重，平安最貴重。）

是啊，當人要跟天鬥志，都說是拚人定勝天，但故事最後的發展，我們都知道最後的贏家是誰。陳爺爺很清楚，轉院是親友的好意，勉強的作為只是讓自己更像困獸之鬥，多數時間我都在聽，只在最後才建議，是不是考慮回去台南，接受在地的安寧資源。我用台語在陳爺爺耳邊小聲的說著：

「這幾年辛苦你了，一個是兒子，一個是太太，誰生病都是在割你的心你的肉，但現在太太昏迷了，能幫她作主的只有你了。你每天開車從台南來回，若是太太還清醒，我想她一定不肯你那麼累。有福氣的人先走，留下來的不只要善後還要幫忙善終，畢竟人一輩子都要經歷一次這人生大事，你這麼愛太太，一定會做出一個最適合太太的選擇。」

留下的人要好好照顧自己

感謝上帝，這想法很快就達成共識，先用手機幫忙掛號選擇離家較近的醫院，陳爺爺說他心裡輕重都清楚，就是捨不得家裡，一老一少都生病受折磨，少了一個兒子又少了一個老伴，人生就算事業有成，也無法彌補這缺憾的痛。

出院當天，早上再去看病人，陳爺爺很高興跟我說中午就能回台南了。他滿頭大汗要整理行李還要忙出院的事，成堆的行李比我想像中還要多。接近中午時刻的電梯非常難等，我提議阿公拿行李，我幫忙提折疊床，這樣可以少走一趟。

等電梯的時候，我說：「你的年紀跟我阿爸差不多，我很不捨看到你這麼累，陳奶奶和小兒子，老天爺安排他們先移民了，你留在台南要自己保重健康，將來去看太太的時候，才不會被她碎碎念哦！」

渺小如我，面對家屬的無奈，僅能用人與人之間最真誠的關心，來陪伴度過這低潮悲傷的時光。

◎阿杏安寧療養護理站

當身邊親友罹癌時，我們都會想要給予病友與家屬關懷或幫忙，有時會不自覺說出一些聽似鼓勵卻會帶來壓力的話語，例如：「往好處看，想開一點！」、「要堅強勇敢一點！」、「繼續加油不要放棄！」說這些話的出發點雖是好意，然而不但幫不上忙，還會徒增病人與家屬的困擾與焦慮。可以試著把與語言化成實際的行動協助，分擔主要照顧者的壓力，例如：協助準備餐點、幫忙照顧年幼的孩子、開車接送往返醫院、代購家用或照顧備品等，這些都是很實際也很貼心的舉動。

更多可參考文章〈抗癌不一定要「加油」 心理師教你如何面對罹癌精神衝擊〉。

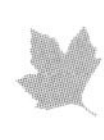

只要你來，我就安心多了

簡單的聊天也是很好的陪伴

我只是生氣我自己，一念之間做錯決定，所以這輩子要承受這些折磨。

這個案是我剛到社區工作時，嘗試開展第一個自費服務。當時洪阿姨六十歲確診為子宮頸癌第四期，收案時癌細胞已經轉移鄰近器官，膀胱、陰道及子宮都產生瘻管，故兩側腎臟有做經皮穿腎造口引流術（PCN），來協助排尿。

隔年六月因直腸也發現瘻管導致陰道滲便，又因感染住院，醫師投予抗生素治療，積極建議順便做腸造口。病人內心極度抗拒，跟醫院個管師說，根本不想再治療了，覺得自己人不像人，鬼不像鬼，身上一堆管子連日常生活自理都有問題，這樣活著只是拖累家人而已。

醫院個案管理師學姊參加團隊會議時，把洪阿姨收案，允諾病人和家屬會幫忙尋找出院後協助的資源，這才讓他們安心的動手術。也因為過去我們在醫院就共事過，學姊知道我換跑道來到社區工作，就打電詢問我可不可以幫忙服務這個案，去案家幫忙換造口座。

尤其是剛開完刀，洪阿姨連每日的造口袋更換都很排斥，聽到她的處境，我也覺得很不捨，這不只是身體的問題，洪阿姨的心應該也很受傷。於是我們約在出院前一天，我到醫院去學習怎麼換造口座，並且也和這家人討論收費及服務模式。

身體多了一個洞

第一次見面，洪阿姨面無表情，子女和丈夫都陪在床邊，我們雙方簡單的自我介紹後，造口護理師很仔細地教我換造口要注意的事項，也期待家屬能一起學習，洪阿姨連忙說：「不用教孩子啦！孩子工作都那麼忙。」造口護理師才接著說：「是怕萬一假日或是夜間脫落，家裡多個人知道怎麼處理，也比較安心。」頓時看到大家不發一語面面相覷的表情，有一種說不出來的尷尬。

當我學習完準備要離開的時候，我跟洪阿姨約好出院後第一次訪視的時間，我遞給她我的手機號碼，小聲在她耳邊跟她說：「身體突然多了一個洞，一定很不習慣，加上還有其他的不舒服，有擔心是很正常的。我會盡我的力量幫忙，之後會常常見面，所以阿姨妳要記住我叫阿杏哦！」

這時，才總算看見洪阿姨的臉上露出比較放鬆的笑容。生病的苦，旁人真的很難完全體會，尤其是那種不想多添家人麻煩，卻又偏偏身不由己的心。

也同步跟家屬說明，評估後照顧計畫的安排，因病人尚未熟悉身上有腸造口，第一週先協助每日需更換造口袋及每週一次的腸造口座，還有經皮腎造瘻管路的消毒，待情緒和身體都較適應之後，會再慢慢衛教洪阿姨一些自行照顧的技巧，彈性調整服務的時間和頻率。

洪阿姨真的很不喜歡腸造口這個新朋友，剛出院的頭兩天，她一直覺得腸造口座沒有貼緊皮膚，造口袋好像沒有密合，她吃飯時一直有聞到排泄物的味道，她幾乎天天都打電話給我，而且還不只一次，每次打來都會先說好幾個「對不起」，才說她的需求，拜託我有空就去她家巡一巡。

還好她家離上班地點也近，時間能配合我都會過去關心一下她，可能因為這樣，洪阿姨每次看到我都笑得很開心，遠遠在對講機的另一頭就喊著說：「只要妳你來，我就安心多了。」

其實不難想像洪阿姨的生活品質受到多大的影響，一來她本來就是個有潔癖的人，她雖生病家裡還是打掃得一塵不染，就不難理解，掛一個腸造口袋在她腰際有多彆扭。每餐飯她邊吃邊聽到腸蠕動聲，又想到排泄物整袋掛在前面，她就一點胃口也沒有。再來洪阿姨本來就是難入睡的人，因為前有造口袋，背後又掛著兩條 PCN 管路，所以她左翻右翻都找不到一個舒服的睡姿，導致安眠藥吃了，也是睡得極不好。

吃不好又睡不好，開刀後第一個月，體重掉了快五公斤，回診時醫師很認真的跟她說：「再這樣下去，妳不是病死的，妳是被自己嚇死的。」洪阿姨才勉強問了我，到底要煮哪些食物來吃，才能維持住體重，這是一個好的開始。

人都需要陪伴

洪阿姨以前是在攤販賣現成熟食的，讓婆媽上市場買了就可以帶回家裝盤開動，因為生意愈做愈大，所以孩子小時候都是婆婆在顧，等她有空才會把孩子接回家住。也因花在生意上的時間多，和丈夫、孩子相處的時間有限，久了，洪阿姨才驚覺兩個孩子都跟她不太親近，連和丈夫之間的感情也變得冷漠。

洪阿姨說要不是當時好心，朋友缺錢她幫忙起會當會頭、作保人，最後朋友居然狠心倒會一走了之，她逼不得已背了百萬債務，房子還被拍賣，家人不諒解，她只好日夜都忙碌，白天市場、晚上夜市，想趕快還清債務。沒想到幾年時間下來，債務是清了，但，身體全壞了，親情也垮了。

每次我去洪阿姨家，她都很開心，我一邊忙著做事，她會準備一小袋的點心給我，讓我等等帶走。她總是說：「妳一定要收下來，每次我幫丈夫小孩準備，他們都不理我，也不拿走，我也沒辦法說什麼，但是我看到一家人這麼冷漠，我沒有生氣他們，我只是生氣我自己，一念之間做錯決定，所以這輩子要承受這肉體跟心情的折磨。還好最後還有妳幫我，本來以為妳只是來協助我照顧上的問題，沒想到現在卻很依賴妳，也不知道為什麼，只要跟妳聊一聊，我的心情就會好很多了。」

其實我真的沒有做什麼，通常洪阿姨開口的時間，我也需要高專注力來做護理的事情，所以我的耳朵的確是有認真聽，但我的嘴巴只能發出：「嗯」、「喔」、「這樣子喔」、「不容易耶」，等我忙定，時間也差不多了，能深聊的時刻其實非常有限。

然而或許是緣分吧，服務洪阿姨的那段日子，對我而言也是一個很期待的時刻，看到她把體重稍微養起來、看到她難得睡了一夜好眠、看到她因為跟孩子多聊兩句就開心得不得了、看到她因為單單有人聽她說話就一臉滿足。

總覺得，那些小時光，我們的幸福是重疊在一起的，雖平淡卻如此珍惜。

◎阿杏安寧療養護理站

各大醫院都有出院準備服務窗口，在病人住院期間，由負責的醫護人員評估出院後續的照顧需求，量身規劃個別化的出院準備計畫，事先教導所需照護技巧或協助輔具使用，讓病人可以順利地從醫院回到家中，或是轉介至其他照護機構。

長照服務專線：1966（前5分鐘免通話費）。

玫瑰變牡丹

街頭老大的刺青

哪裡來的牡丹，這明明刺的是玫瑰。

不知道是不是我身上總帶著一股很「本土」的氣質，每次服務到江湖等級的大哥，都跟我無話不談，既是「喊水會結凍」的大哥，出現的頻率自然不會很多次，也是這樣，我才會一直高度保持對這神祕領域的好奇感。

想起我國中階段，學業成績不是太好，個性又太過霸氣，嘴巴常會掛一些自以為很有氣魄，但其實是很不禮貌的辭彙。當時看了一部劉德華主演的電影《同根生》，描寫的就是黑幫鬥爭的故事，戲中飾演劉德華妻子的女星是溫碧霞，在我心中她真的是美到翻過去，又會演又會唱，一度幻想自己將來若是個黑道大哥的女人，那該又多好。直到有天我跟姊姊聊起這件事情，她輕輕一段話就打消我的念頭：「妳死了這條心，當大哥的女人要很美又很瘦，妳那麼大隻，帶妳躲警察一下子就被抓到了。」好個「知妹莫若姊」的寫實。

呼風喚雨的街頭老大

才五十出頭的蘇大哥，家鄉來自高雄永安漁港，是當地的大家族專養殖石斑魚，自小家境就很優渥，衣食自然無缺。身為家中長子，父母寄予的期望愈大，壓在蘇大哥肩頭責任就愈是讓他很想逃離。國中階段他已經是村裡最有氣魄的大哥，每天闖禍鬧事打人，每天都有人去家裡告狀，父母苦勸還要幫忙賠錢，但蘇大哥說那時候他的心，是顆剛硬的石頭，天不怕地不怕，打架飆車摔斷腿，他也沒有想過要改變生活方式，直到遇到一個願意代替他，幫他撐起一整個家的女人，蘇大哥的心才稍稍軟化。

厲害大哥的特色，就是手下小弟要多，才算威風。當大哥想退下來的時候，最擔心就是小弟失了依靠，所以他一一都安排好之後，才回到家鄉學習經營自助餐。剛開始安定下來生活，蘇大哥最感動的是，父母自小關愛疼惜的心，並沒有因為他走偏而改變過；但最難過的也是，真正回到故鄉和父母住在一起，才發現長輩的衰老比他想像中還要快。

這件事他雖沒有說出口，卻一直耿耿於懷放在心上，他知父母的蒼蒼白髮是擔心他出來的，所以他更努力經營自助餐，也幫忙整頓家中魚塭工作，就算累也不會喊出來，因為他知道自己虧欠父母、妻兒很多，要不是他們多年的耐心等候，他可能還在漂泊。

有一陣子，蘇大哥的右大腿跟背部總是抽痛，一開始還忍得過去，漸漸地那種痛像是要撕裂他，逼得他不得不聽女兒的建議，乖乖就範來醫院檢查。檢查報告出來不太樂觀，是血管肉瘤也是軟組織腫瘤的一種。醫師說：「明明就很痛怎麼會拖那麼久才來就醫，淋巴和肺臟都轉移了，不能開刀，只能先用化療了。」

為了家人也要忍耐

消息一傳回家，聽說那一晚村裡頭幾乎所有親友都聚到祖厝，不只商討要如何出錢出力排班照顧，最重要是請求祖先保佑，希望這好不容易回頭的浪子，能逢凶化吉。蘇大哥完全配合醫師的治療，家人為他精心準備的三餐和營養品，就算他根本沒胃口，他也會耐著性子一口一口吃進去，因為他每吃一口，倆老就笑咪咪的。

只可惜癌細胞也沒在客氣的，化療四次後再檢查，醫師建議右腳要先截肢再加輔助性化療兩次，這樣可以多爭取一點時間。蘇大哥說要是以前，這麼痛苦他寧可不要這條命了，但現在他知道，這條命不單單是他自己的，這條命的價值在於，心繫著一大家子的希望。這浪子可一點也不大老粗，他心思細膩如髮絲，當他閉上眼看似休息，家人坐在病床旁小小聲的談話，有擔心有盼望，字字句句，全進了蘇大哥的耳朵，他巴不得時光隧道能回到國中，回到他決心要離開這無聊村莊的時候，當時他以為的無聊，沒想到現在竟裝了滿滿的愛，讓他取之不盡、用之不竭。

沒完沒了的化療加電療，忍耐各種副作用，想盡辦法忍過來的蘇大哥，撐了一年後，癌細胞還是轉移到右腿上方的腹股溝，因此長出一個腫瘤潰瘍傷口。此種傷口特性不易癒合又易反覆感染，醫師告知預備換不同的化療藥物施打，但怕是效果可能有限，請家屬要有心理準備。

我收到安寧照會單的目的，先要幫蘇大哥緩解疼痛跟傷口換藥，接著就是討論後續照顧方向。調藥前他的止痛藥等級就是普拿疼，三餐飯後加睡前吃。調止痛藥的評估中，一定都會詢問病人幾個問題，疼痛強度、發生頻率和持續時間，蘇大哥禮貌客氣地回答我：「強度應該有七、八分痛，至於頻率，就一直都這麼痛沒有停過。」

聽完，不小心我露出了狐疑的表情，糗的是居然被蘇大哥給看個正著，正當我一臉尷尬，蘇大哥沒有發怒反而跟我說：「妳看我不像這麼痛對不對？妳看那邊，坐一排五個老人，加起來可能有幾百歲了，要是被他們發現我很痛，他們一緊張起來可能全部都要心臟病發作了。所以我只能忍，只能小聲地說，還好他們有點重聽了。」

原來是家裡的年輕人都要工作，但長輩又放心不下他，所以當蘇大哥要住院，長輩會每天排好坐滿一台車的人，約莫四到五個輪流來醫院陪他，一個人來太無聊，一群人來比較有伴，累了，就分上午班跟下午班，這實在是個很有合作精神的家族。

換藥期間的趣事

疼痛的問題暫時解決了，接下來就是傷口換藥，因為部位敏感的關係，褲子一脫下來，生殖器一定也會露出來，於是我問蘇大哥：「要不要請長輩先外面等，還是我去找屏風來擋呢？」

「不用了啦，直接脫下來換藥就可以了。」

「可是，這麼多人都坐在那邊，怕你會覺得害羞。」

「他們的視力都很差了，就算看到也沒什麼了不起，大家族從小住一起，有什麼是他們沒看過的，你就直接換吧！」

我小心翼翼把蘇大哥的短褲脫下來，為避免尷尬，我繼續找話題聊，看見大哥左腿刺著一朵花，於是我問他說：「怎麼會想刺一朵牡丹在這裡啊？」

「牡丹？哪裡來的牡丹，這明明刺的是玫瑰，應該是我吃太胖了，才讓玫瑰變牡丹的。」我們兩個瞬間都大笑了，笑太大聲還讓聊得正開心的長輩，停下來問我們發生了什麼事情。

請安寧專科醫師調好止痛藥，再跟病房護理師交班調藥劑量跟換藥方式，我跟大哥約定好，這一週我會每天都來觀察傷口變化，有任何問題，大哥都可以打公務機找我。實際上，大哥的止痛藥劑量連續四天都有調高，每次調整都是因為突發痛次數沒變少，除了口服嗎啡也加上止痛貼片，疼痛強度才慢慢降到二分，而這中間，大哥從都沒有打過我的公務機，他的忍耐力超乎我想像。

蘇大哥的女兒只要下班有空，都一定會來醫院探視，我也把握機會跟她說明，因醫療團隊評估大哥的疾病一直在惡化，這件事情可能需要提早跟家族的長輩說，若臨時告知，怕家族的長輩們承受不住。女兒明白也聰慧，一點就通，也表示這事兒交給她辦，最近兩天就會召開家族會議來說明。

蘇大哥雖然虛弱，還是選擇過年前出院，一如他的貼心，希望過年期間長輩不要再往醫院跑。過完年，女兒來電跟我說：「爸爸清晨要了一口水喝，然後就平安過世了，家人都有陪伴在身邊，一點也不孤單，這正是爸爸最想要的方式。」

這故事，一直讓我記在心上的是，愛有很多種表達方式，同一種愛，可能在年紀輕的時候不懂珍惜，等待年歲稍長，才知道，平淡長久的愛，是人生最寶貴的資源。我們都需要，換個視角看待愛，換個方式表達愛，換個腦袋感受愛。愛只是沒有照著自己想像中的樣子存在，但樣子不同不代表那不是愛，能有家人的愛其實真不賴。

第五章

還是要好好道別

最後了，請你不必掛心，就當我是出門遠行，
但請與我好好告別，讓我可以帶著一抹微笑離開。

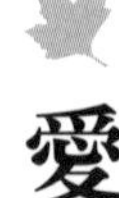

愛情

恩愛夫妻的別離

從來也沒有人因為害怕離別，就放棄可以認真愛一回的機會。

週五的照會單更要如期完成，所以每到放假前都像作戰一樣，分秒必爭。先搭電梯到二十一樓的血腫病房，用電腦查看新病人疾病史，是一位不到六十歲的鄭大哥，長達八年洗腎，兩年前又確診為大腸癌。

大哥喜歡住靠窗的病房，自我介紹完後藉由聊天的方式，聆聽大哥一路求醫的心酸史。約莫半小時，就見大嫂兩手大包小包，笑盈盈地從病房門口準備來陪吃午餐，一坐定位大嫂就握著大哥的手，好感情自是不言而喻。我話才說出口：「妳好，我是安寧共照師。」不知是否是「安寧」兩個字力道太強，大嫂才聽完眼眶瞬間就紅了。

幸福甜蜜的婚姻

兩個人念的是在職進修班的二專，大嫂年紀還比大哥大了三歲，大嫂娘家開的是美容美髮院，相當注重外型整理，所以開學沒多久，大嫂就發現班上有個沉默帥氣的男孩，主動示好，恰恰大嫂的外向熱情讓兩人相處十分互補，愛情長跑七年後有了更多對生活的共識，才決定走入婚姻。兩人雖沒有小孩但非常懂得生活，彼此疼惜、互相陪伴日子自由舒服地過。大嫂說：「嫁他，我只負責煮飯、吃飯、花錢、好好過生活就行了，家裡所有大小事都是他在負責啊！」說這話時大嫂的表情真是甜蜜啊！

其實早在大嫂來之前，我已單獨和大哥討論完安寧療護，安寧的主治醫師也到病房會談順利完成收案。大哥說大嫂還沒準備好，不過剩下的時間他會好好引導大嫂，勸她放心。故事有起就有落，誰都沒意外的，太疼老婆也有缺點。家中本來連洗衣都是大哥包辦，所以住院後趕緊寫一張洗衣機操作方式，讓大嫂可以順利完成洗衣任務。說到這事兒，大嫂的臉上除了不捨和依戀，還有些許無奈。

時間很公平，不論故事劇情是否美好都有落幕的一天，所以句點落下的呈現方式也顯得格外重要。我跟大嫂說，那麼濃厚的愛花了一輩子細細品嘗很值得。如今不讓大哥擔心並好好照顧自己，是對伴侶最棒的回報了。我主動提起要幫他們拍合照留念，手機中大嫂輕靠著大哥羞赧的笑容，讓我相信，愛除了不捨，也可以是很有力量的。

在心裡默默的祝福他們：「愛在靈魂、愛在心中永不滅，平安善終，才能讓愛得到祝福及安息。」

陰錯陽差地錯過

大哥轉到安寧病房的第一天，大嫂跑到辦公室對我招招手，溫柔的笑著說緣分真好，從病房窗外看出去就是高雄長谷世貿的五十層大樓，大樓後面那巷子就是家，每天都能看到家的方向，真好。每日大嫂總是笑瞇瞇地幫大哥準備三餐，但令人失望的是，大哥的食慾愈來愈差，醒著的時間也愈來愈少，大嫂若在病房走道巧遇我，看見我擔憂的眼神，都是她主動跑來拍拍我的肩，笑說：「沒事的，我會堅強的。」但願如此。

住到病房後的三週，大哥還在某天夜間十一點離開，其實早在半小時前大嫂才憂心忡忡地回到家，準備整理一些大哥換穿的衣物。到家鑰匙才插進洞口，就聽見手機鈴聲響不停，看護說大哥走了，終究最擔心的最後一面仍是錯過了。在丈夫喪禮安頓好之後，大嫂到來醫院找我，人站在護理站外還來不及放好手上物品，大嫂的雙眼已經哭得又紅又腫。

我迎上前給妳一個大抱抱，才發現我圈在手裡的是瘦到見骨的妳。

我以為妳是充滿著勇氣回到這個傷心地，一問才曉得一個大祕密，原來妳也領有癌症的重大傷病卡，目前仍需要固定時間回診，不然我們應該不會這麼短時間再見面。我領著妳走到餐廳小坐，心疼妳這幾天沒吃好睡好的，妳卻任性的說：「乾脆揪一揪一起去天上好了！」

妳說原本臨終前的承諾都是騙人的，說好要好好照顧自己，但就是吃不下、睡不著，甚至開始生起丈夫的氣，婚前約定好要照顧妳一輩子，婚後決定不生小孩也是應允要互相陪伴。妳重覆唸叨著：「真的很氣，真的很氣，怎麼就這樣就走了呢？那叫我以後怎麼辦？我回到家整個屋子都是他的影子、味道，他可輕鬆了，但我怎麼辦，日子都過不下去了……」我握著妳的手忍不住要笑了出來，妳其實已屆花甲之年，但生起氣來還是好撒嬌、好少女，一點點做作的感覺都沒有，難怪丈夫愛妳。

我說：「妳儘管氣，他也知道妳會生氣，還能說出來都是好事，憋著反而難過。妳說最近都是買一個便當吃兩餐，是故意要氣他的，看看他會不會顯靈出來罵罵妳！」最好是能自虐到逼出丈夫的魂魄出來，再見一面，也了卻妳思念的心願。最後妳讓我看了當年的結婚照片，相片中有個白點落在丈夫額頭之處，妳說那是妳眼淚落下時，照片被衛生紙擦壞的痕跡。

愛深刻，終需別，定難捨，願祝福。從來也沒有人因為害怕離別，就放棄可以認真愛一回的機會，痛苦的日子終會慢慢沉澱、釋懷的。在平靜之前，我要跟大嫂說，就用妳自己的方式誠實來面對哀傷。需要聊聊，我在；需要罵他，他應該也在。

◎阿杏安寧療養護理站

喪失關係親密的至親，最少要經歷數月至數年的哀傷期，其維持時間長短、情緒高低起伏皆因人而異。從身後事的辦理，喪親者各種悲傷的情緒逐漸顯露，可能會自責、憤怒、焦急、埋怨、孤獨和無助、睹物思人，回想過往等。在身旁陪伴的我們，可以觀察喪親者是否有出現情緒失控、失眠、食慾不振、體重下降，或影響正常社交和工作的情形，此時除了陪伴和傾聽之外，也需認真考慮介入身心科醫師及心理諮商師的協助。

更多資訊可參考青山醫院精神健康學院網站的〈克服哀傷期〉。

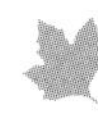

祈求

母子之間的最後時光

她不想阿興離開時，身邊一個親人都沒有。

第一次見到阿興時，整身皮膚黃又黑，不難聯想是醉茫茫灌了多年的酒精，將原本身強體壯的肝給搞到硬化了。聽交班說他原是修理機車的師傅，不知為何這些年卻成了遊民。剛住進醫院時根本聯絡不上家人，唯一聯繫方式是一支市話，阿興自己也多年未打，不確定家裡電話號碼是否改過。

感謝社工師發揮鍥而不捨的精神，先張羅請二十四小時的看護陪伴，直到聯絡上阿興母親，入院也住了快一週。印象深刻是髒到均勻發亮的兩隻腳，看護大哥以為那膚色是因肝功能不好。雖然那也是原因之一，但更重要是，已經算不清阿興有多少年沒好好洗澡了。我帶著看護先用毛巾熱敷那油油亮亮的汙垢，再用冷壓初榨橄欖油加紗布環狀摩擦，慢慢地去除油垢。「以油剋油」的效果總讓我和照顧者感到開心，雖然腳還是黑，但顯現的層次已經完全不同，我想阿興也很久沒有被好好撫觸過了。

我一邊做同時也一邊觀察阿興母親臉上表情，她時低頭、時皺眉，總站在離阿興遠遠好幾步距離的位置。我感覺那是一個母親說不出的痛苦與哀愁。若想試著讓阿興與母親重新串起生命的關係鏈，我會想知道故事究竟是從哪裡、從何時斷了線？

希望家人能送這最後一程

就在做完舒適護理的那個下午，我邀請阿興母親在茶水間聊了一會兒。

「阿姨，還記得上回見到阿興是多少年前的事嗎？」

「至少有五、六年了，每次接到電話，都嚇得要死，擔心是阿興又出事，這孩子從沒讓我少煩惱過。」

「這次醫院打很久電話才找到妳，家裡怎麼都沒人在呢？」

「平日我就只有在家裡佛堂兩邊跑，這次剛好佛堂有個五天行程的活動，才漏接電話了。」

「嗯嗯，對了，阿興怎麼會一離家就這麼久的時間呢？自己兒子一定是會擔心的。」

「唉唷，不要再叫我說這個了啦，我不要再造口業了，這一切是孽緣啦！」

「阿姨，我看得出來妳也是在意阿興的，他現在狀況很不好，我們全部人都在想辦法幫忙。但阿興這次很有可能過不了這一關，病若不能好，至少可以幫阿興最後這一段路走得平安。我也明白妳不想提過去的事，但人要善終，除了身體要舒適，心裡的平靜也是不能缺乏的。我會問不是想八卦，是很想找出有沒有使得上力的地方。不急，等妳準備好，可以談再跟我說。另外，因現在社工募款真的不容易，沒辦法一直請二十四小時的看護，如果可以，也請考慮是不是由妳來顧白班。妳出一點力，醫院也出一點力，阿興能夠平安度過最後一程，這應該也是妳的心願。」

母子的共同記憶

就這麼默默過了幾天，再去床邊探視，已是母親守候阿興身旁。聽了幾天母親斷斷續續地訴說，拼湊一下故事大概的樣子：阿興父親原是外籍人士，來台灣工作才結識阿興母親，兩人沒婚約同住生活。阿興弟弟快臨盆時，阿興父親突然不告而別，當時阿興也才兩歲多。擔心是出了什麼事，託人四處打聽，沒想到找到人時，他已另組家庭逍遙。

在那極度保守的年代，阿興母親沒有一技之長，既不得家人諒解，也求助無門，只能靠兩、三份兼差，先養大孩子再說。那段辛苦的日子，阿興母親不是沒想過要去死，但孩子何其無辜，咬著牙也撐下來了。母親回憶起童年時代的阿興，臉上是有淺淺笑容的。

「有一次帶兄弟兩人去台北玩，當時都還在念幼稚園，傍晚要回旅館時走過頭了，就是阿興提醒我別繞路，才能早點回去休息啊，這孩子本質是聰明貼心的。不知道是不是太忙忽略了孩子，青春期的阿興脾氣變得很古怪，我一直在想是不是我沒能力給孩子一個完整的家，才害他變成這樣。出社會之後更變本加厲，他不好好工作還簽賭，好高騖遠，我跟在他後頭一直有擦不完的屁股。阿興弟弟看不下去，叫我不要管，說我講不聽，也跟我鬧脾氣，我裡外不是人，到最後，兄弟兩個跟我都不親，這難道不是我造的孽嗎？」

人生太難，盤根錯節，糾結太深，無語只能問蒼天。我只能抱抱阿興母親說：「這一路，真的是不容易，辛苦妳了。」阿興在預料中病況慢慢變差，母親原是抗拒安寧的，畢竟從沒聽說過，有人住到安寧病房會發生什麼好事。感謝她在如此排斥的狀態之下，還願意聽我把話說完，專程走一趟參觀心圓病房。

到宗教室的時候，母親走到觀世音菩薩神像前，立刻站得筆直，閉眼雙手合掌，口中小聲默念。我退到門口讓她暫時專心獨處。透過窗灑進來的光線很溫和，映照一個母親專注的祈求，母愛的溫柔，在此刻完全顯露無遺。

最後的道別

阿興終究來不及轉到安寧病房。某天早晨，阿興吐了大量鮮血被推到治療室觀察，他母親白色的褲子全沾滿了點點血漬。

「我想回家去換一件乾淨的褲子，順便跟阿興弟弟說，他狀況不好了。可是阿興拜託我不要走，他怕我一走就見不到最後一面了，我現在還可以幫他做什麼？」

「阿姨，阿興現在的心情應該也是很害怕，他很虛弱卻沒辦法好好休息，有妳的陪伴，阿興的心才能比較安定。」

「我不知道我還可以做什麼？」

「就是像阿興小時候妳要哄他睡覺時，妳就在旁邊陪伴著，可以輕輕順著背，手掌由上往下緩緩的滑下來，動作愈慢愈好，小聲在耳邊跟阿興說，妳想給他的愛和祝福，這對他和妳來說，都很重要。」

阿興母親點點頭，說她決定晚上不回家了，她不想阿興離開時，身邊一個親人都沒有。什麼故事的結局才算好，我不知道；但我明白只要透徹的努力過，沒有留下遺憾，這對我來說，就是人生很棒的句點了。

◎阿杏安寧療養護理站

之所以會選擇使用食用性的冷壓初榨橄欖油來做口腔與皮膚的照顧，是發現有些經濟弱勢的家庭，連採購基礎的保養用品（護唇膏、乳液、凡士林、醫療級皮膚除膠劑）都有困難，才會開始試著用等級最好的食用性橄欖油。我先在自己身上試用確認沒有任何副作用且效果不錯，才開始衛教病人和家屬。最常見的是皮膚黏貼膠布後，容易產生黑色的殘膠痕跡，此時可使用紗布滴上冷壓初榨橄欖油，像卸眼妝的動作一般，順時鐘溫柔環狀輕推，殘膠可以很快就脫落了。

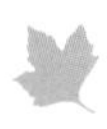

沒有生兒子的遺憾

生兒育女全靠緣分

我也不是很貪心，就是希望家裡能有個男孩來做伴。

眼見父親就要七十大壽，自古逢九就是一個大關卡，當女兒說起父親的肝癌末期，不只心痛、不只不捨，還有些許自責。

畢竟，這事不是沒有前兆，二十多年前父親是因為猛爆性肝炎才知道自己是B肝帶原，但當時女兒都還在就學期間，家裡大小正需要開銷，父親一來是忙於工作，再來是醫療常識不夠，並未在疾病痊癒出院後，開始固定門診追蹤。直到九十八年公司例行性健康檢查，其中腹部超音波發現肝臟有一顆腫瘤，轉診到醫學中心做切片檢查確診為肝癌。

歷經多次的肝動脈灌流化療栓塞治療（Transarterial Chemoembolization,TACE），以

及腫瘤射頻消融術（Radiofrequency Ablation,RFA）、肝葉及脾臟切除、標靶治療、放射治療等。最終在一〇七年初因疾病惡化，出現肝性腦病變再度入院求治，這時病人再過四個月就是他生日了。

病人的妻子有慢性病不適合過度操勞，還好有三個貼心女兒，年齡都大概相差二至三歲，姊妹間感情非常融洽，對於父親的照顧，能彼此分工、互相支援、互相打氣。完全感受得出這個家的凝聚力，所以當主治醫師宣告病況已經不樂觀，恐無法再針對癌細胞再多做些什麼，女兒也聽從主治醫師的建議，先照會安寧共同照顧服務，聽聽看安寧團隊的建議。

做父親最有力的肩膀

首次訪視，病人顯得昏昏欲睡、全身黃疸、腹脹、腹水、水腫，靠近病床就會聞到肝病獨有的口臭味道，偶爾還會出現夢囈呢喃譫妄的情形，也因為每日醫囑都固定給予口服高糖瀉劑，避免血中氨值增加，所以腹瀉紅臀已是日常。

對醫護人員而言，這都是肝病末期會出現的表徵；但對家屬而言，每每發現病人又多了一個不舒服的症狀，不只是照顧的困難度增加，眼睜睜看著病人的生命如沙漏流逝卻不能多做些什麼，那樣的心情不只無奈也是受苦。

所以，當我第一次見到床邊悉心守候的女兒，立馬先分享舒適護理的重要性，用最容易取得的材料和工具，冷壓初榨橄欖油加上幾滴檸檬精油，搭配口腔棉棒和規格３×３吋的正方形紗布，帶著女兒一起幫病人清潔口腔和皮膚，不僅保持口腔的清潔濕潤，也去除皮膚多餘的角質和皮屑。

眼淚在掉，手可不能白白閒著，透過輕柔的雙手把重視爸爸的心意傳遞出去，病臥床榻也能獲得舒適才是家屬最大的安慰。等病人再度熟睡，我才跟女兒提到善終之於末期病人的重要性。父親身體這些年因為治療已經歷經千辛萬苦，就是希望多爭取一些陪伴家人的時光，才忍受著治療過程中種種不舒服的副作用。

如今，不是父親不努力，不是醫師不盡力，而是癌細胞已經蠶食鯨吞、反客為主。我跟女兒說：「讓我們一起想想怎麼在父親最需要的時候，做他最有力的肩膀，讓父親可以在家人的陪伴下，用自己的方式和這個世界說再見。」三個女兒聽著，眼淚就這麼撲簌簌地落下。

我介紹兩支衛教影片，分別是「急救不急救？」和「台灣安寧照顧協會安寧宣導影片——楊烈篇」，請女兒透過 line 群組讓其他沒有到醫院的親友也有充分訊息可了解，明白臨終前為何要拒絕無效醫療，以及安寧療護與一般病房照顧上的差異。病人要善終，最需要的就是家人的共識和祝福，然後趁著病人早上意識最清楚的時候，婉轉跟病人討論不急救的重要性。

家屬最在意的就是當簽下不急救意願書或同意書，病人就會覺得自己被放棄了。事實是，多數人生病到最後，往往都心知肚明自己病況是否樂觀。重要的是能否透過洽當的溝通和有技巧的說明，提早協助病人完成簽署「預立安寧緩和醫療暨維生醫療抉擇意願書」，這不是醫護人員單方的需求，這是真正落實病人捍衛自己的善終權。

感謝這家人的信任，一切都進行得如此順利。

病重父親的願望

衛教至此還沒有結束，說明瀕死症狀評估和照顧也很重要，畢竟我也無法確定病人是否會選在假日或夜間離開，請家屬務必先做好後事準備的相關諮詢，再來就是討論病人是要留形式上一口氣返家，或是在醫院宣布善終，這也關乎到死亡診斷書如何取得。

我的經驗是，不怕多說，就怕病人搭上的是高速列車，快到家人措手不及，尤其人多的大家庭，這些枝微末節的小事，都會影響到接下來的後續事宜能否順利進行。我所能想到的，我盡可能用最平穩的語氣來表達，讓家屬還有釐清和再確認的機會。

接下來的幾天，若時間環境都許可，就慢慢引導家屬聊聊過去和病人相處的時光。大女兒說，父親會考進公家機關就是希望帶給家人穩定的生活，向來在孩子們的心中，父親是非常具有責任感的，母親從不需擔心家計，只需照顧好家裡，即使面對老一輩不停叮囑傳宗接代的壓力，到了第三胎仍是女兒的時候，父親也毅然決然表示生三個就好，再多生不僅生活品質不好，對妻子女兒都不公平。

所以親友間男孩該有的福利，父親也從未讓女孩少過，父親的嚴格和呵護總是可以和諧並存，從不衝突。直到三個女兒通通出嫁，父親也因病申請提早退休，女兒才在一次不經意的慶生會中，聽見父親的許願：「我雖然沒有兒子但感謝有三個乖巧的女兒。只是老天爺啊，能不能賜個男孫給我抱一下，我也不是很貪心，就是希望家裡能有個男孩來做伴。」

字字句句聽得在場的女兒都不知該做何反應，原因是女兒雖然都嫁人了，但第三代就只有一個可愛的小孫女，有兩個女兒仍是膝下無子女。說來生兒育女靠的也是緣分，女兒知道父親的盼望卻沒有能力滿足老人家的期待，人生啊，強求不來的從不會出現在生命裡。說到這，女兒都哭了，她們好擔心就要背負著一輩子不孝的罪名，讓父親帶著遺憾離開。

遺憾與善終

聖經上說：「凡事都有定期，天下萬物都有定時。生有時，死有時；栽種有時，拔出所栽種得也有時。」我用上面這段話引導女兒了解，每個人都有自己的人生功課，生兒育兒若是為交代，將來若出了任何差錯，心情上仍是無法寬恕自己的。生命可貴，我們能周全的就是善用珍惜當下每一刻，偏偏這輩子很多人當下的時間，都花在煩惱已經發生或者還沒發生的憂慮，不但讓時間白白流逝，對於減輕憂慮一點幫助都沒有。

關於善終、關於遺憾，讓我們善用四道人生的功課：道愛、道謝、道歉、道別，跟父親說該盡力的都盡力了，請父親放心平安遠行，會永遠記住父親的愛與付出，這個家的一切將由三個女兒接棒，好好地傳承下去。

在病人出現瀕死症狀當天，女兒全都請假來醫院陪伴，治療室的氣氛布滿哀傷。我放了鋼琴演奏的輕音樂，帶著女兒幫父親做簡單的床上擦澡，希望病人在啟程的那一刻，身上是舒適清潔的。接下來就是透過撫觸按摩，除了感受父親身上的溫度，也將自己祝福父親的心意，透過掌心的溫柔傳遞出去。最後，讓每個女兒都有機會在父親耳邊好好道別，說說自己內心還沒說完的話語，再幫女兒一一跟父親合影留念。印象深刻的是，照片上的笑容是帶著安心的淚水。

週五凌晨女兒傳來簡訊：「李護理師，謝謝妳。爸爸已經成仙了，謝謝妳的幫忙，爸爸走得很安詳，沒有病痛。」謝謝家屬的鼓勵，讓我知道在安寧領域的耕耘是如此有價值，我也傳給女兒：

「這一路以來，也辛苦妳們醫院、家裡、工作很奔波。祝福你們一家未來日子平安順心。」

◎阿杏安寧療養護理站

提供文中兩支影片的來源，供讀者自行搜尋。

1. 急救不急救？我要善終

2. 104年度台灣安寧照顧協會安寧宣導影片——楊烈篇

1.

2.

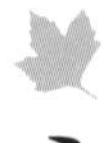

永遠的約定

總有一天一家人會再相聚

阿翔笑得好燦爛，回憶和笑聲應該就是創造希望的良方吧！

三十二歲的阿翔是家中獨子，職業是土木工，有一個姊姊和一個妹妹，父親早年因肺癌過世，母親守寡多年，在眷村努力工作把三個孩子撫養長大。阿翔生性害羞從未交過女友，二十七歲那年在親友的介紹下認識了一個鄉下來的姑娘，內向的兩個人一拍即合很快就決定步入禮堂共度一生。阿翔的妻子乖巧又孝順，很快地也幫家裡添了一對寶貝，一家人的生活雖不富裕卻知足樂天。

某年冬天開始阿翔咳嗽了好一陣子，一直以為是一般的傷風感冒，只要吃藥打針就會好，直到隔年一月下旬咳出血絲，心中才隱隱約約出現不好的預感，逼不得已在家人的陪同下到醫院檢查，報告慢慢抽絲剝繭後發現，原來在心臟位置長了一顆瘤，為了確定是良性或惡性，阿翔做了生平第一次的手術。

告別需要練習

開刀的結果晴天霹靂，確定是惡性血管肉瘤，十分罕見且預後不良。在二月初照會時我第一次見到阿翔；他的下肢腫脹、呼吸困難、胸口疼痛不適，家人圍繞在旁手足無措、神情哀傷，我深深感受到年輕的阿翔身體所承受的苦，以及即將和親人永遠分別的恐懼。安寧共同照護團隊評估後給了止痛藥、鎮靜劑，緩解他身體上的折磨，然而，最重要的離別之苦該如何幫忙呢？在與主治醫師討論過阿翔的餘命存活期大概只能以「週」做計算單位時，我們誠摯的希望讓所有的家人都有機會好好的對阿翔祝福與道別。

和大姊討論並取得同意後，約定在一個星期六的午後，希望家人彼此可以再好好的話一次家常，或者道別。一大家子浩浩蕩蕩到會議室先集合，姊妹和阿翔的孩子加起來共有五個，個個精力旺盛、開心地跑來跑去，與大人的愁容滿面，形成了一種強烈鮮明又落差極大的對比，我無法形容內心複雜的感受，究竟，有什麼痛比要和親愛的人永別還要痛，尤其是要祝福一個即將消逝的年輕生命，我的腳步頓時很沉重。

我們先嘗試讓家人對著空椅子，假裝病人坐在那裡，讓妻子、姊妹、媽媽都想一想等會進病房要和病人說什麼。但哪有那麼容易呢？話才剛說完，家人好不容易才停住的淚水又不約而同地掉了下來，約莫十分鐘讓大家滿溢的悲傷稍稍洩洪，練習才得已持續。

平靜且幸福地離開

好不容易大家都整理好心情，我們的下午茶時間就要開始，病人也出乎意料地精神特好，於是就先讓眷村的往日趣事先揭開序幕，大姊小妹爭相發言，一時之間好像坐著時光機回到了七〇年代眷村的巷口，榕樹下的老藤椅乘載著數不完的笑聲，尤其當媽媽說到拿著棍子追著翹課的阿翔時，巷頭巷尾的鄰居都背得出翔媽罵人的經典對白。午後陽光溫暖的從窗戶透進來，我注意到阿翔笑得好燦爛，這一天我從這家人身上又看到了希望，而回憶和笑聲應該就是創造希望的良方吧！

約莫兩天後阿翔主動提出想要回家的心願，原本在病房戴著面罩、氧氣量轉到全開的病人，正當大家一籌莫展不知如何應付病人返家所需的大量氧氣時，阿翔自己居然說應該不需要了。雖然擔心但還是熬不過阿翔的堅持，只好妥善安排出院後所需的備藥與文件，七上八下、硬著頭皮讓阿翔展開冒險之旅。很爭氣的阿翔到家後雖然虛弱依舊，在沒有依賴氧氣的情況下，靠家人攙扶著也能四處走走看看。

夜深了，家人已經累得人仰馬翻還不敢入睡，阿翔招呼大家去休息，別只忙著照顧他，因為，阿翔說自己也該休息了。清晨六點妻子起床看見阿翔熟睡微笑的臉，但再仔細瞧瞧阿翔其實已經沒了呼吸，手心卻還留著餘溫。家人都知道阿翔已經依照彼此的約定，先去找移民天國的爸爸了，他們相信總有一天一家人一定會再相聚的。

走過遺憾才更懂珍惜

告別後的心境

面對生命的導師只有深深地一鞠躬，生命的禮物在此刻顯得彌足珍貴。

羅患慢性C肝沒有固定追蹤又長期洗腎的黃媽媽，聽女兒說因為已經好幾個月食慾不好、整個人很疲憊、腹部悶悶的，以為是煞到而常跑去宮廟求平安，還自己吃從西藥房買來的胃腸藥，身體都不見好轉，後來是人在床上躺了好幾天，女兒看不對勁才堅持勉強媽媽到醫院就醫。

一入院，醫師趕緊安排檢查，病人的黃疸指數超高，也有輕微的腹水了，腎臟功能的指數也令人傷心，各種檢查報告都顯示病情已經進展到肝硬化和慢性腎衰竭末期了，沒有太多的治療的空間，就連固定要做的洗腎，每次洗也會導致病人血壓過低拉警報，建議家屬可以一邊症狀控制再考慮是否轉安寧，但也提醒女兒病情恐怕不樂觀，要趕緊通知其他家人。

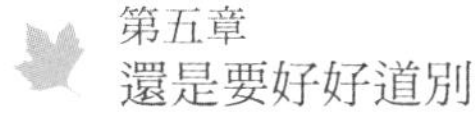

一人獨自承擔大任

主負責照顧的護理師說，入院這幾天除了她都沒有看過其他家人，收到照會單先打電話給女兒，想說能不能邀請其他家人一起討論後續的照顧方向，女兒很有禮貌地說：「護理師抱歉，家庭會議可能只有我參加，因為爸爸帶著兩個弟弟在偏遠的花東地區工作，趕不回來，爸爸說全權都給我處理就可以了。」

這樣的狀況也讓我很擔心，只有二十六歲年輕的女孩是唯一也是承擔主要負責的照顧者，這樣壓力會不會太大，我們約好一早在病房的家屬休息區見面。通常初次見面，我會先自我介紹，緩解一下彼此陌生緊張的氣氛，接著我也會稍微說明一下，為什麼原科會希望安寧共同照顧團隊來協同照顧，因為有些家屬很抗拒才一入院，就發照會單給安寧團隊。

以這個案例來說，因黃媽媽有慢性C肝、腹水、慢性腎衰竭、腸胃道出血等診斷。正因肝臟可製造人體所需的凝血因子以及合成蛋白質，因此當肝臟功能受損造成凝血因子以及蛋白質缺乏，人體就會不易凝血；再者腎臟可分泌紅血球生成素來製造紅血球，慢性腎臟衰竭易造成紅血球生成素缺乏產生貧血；所以當肝腎功能衰竭的問題存在時，易造成凝血因子缺乏、貧血與低蛋白血症等問題，臨床上可見有口鼻滲血、腸胃的出血、水腫或是腹水，一旦病情更惡化，甚至會出現致命性的瀰漫性血管內凝血（DIC），這就是最糟的狀況了。所以才要趕快發照會搶時間，好好跟家屬說明病況危急，讓家屬有足夠時間預備接續的事宜。

當我說完之後，刻意停頓了一會兒時間，我請女兒想想還有沒有什麼問題想問我的。我發現她的表情其實很平靜，我一邊說明，她都一邊點頭說：

「嗯嗯。」

「其實當我知道只有妳一個人要來參加家庭會議，我有點擔心妳的壓力會不會太大。」

「還好。」

「我有聽負責照顧媽媽的護理師說，都只有妳自己在照顧媽媽，沒有人跟妳輪流，怕妳太辛苦。」

「不會。」

怎麼辦？我心裡逕自嘀咕著，感覺她既不是態度差，但感覺好像也沒有想要多聊，那就從照顧面向再來確認一下。

「目前照顧上有沒有遇到什麼需要我協助的部分呢？」

「有。」還好，女兒點了好大一個頭。

「那妳要不要說說看是什麼問題，我們可以一起想辦法解決。」

「就是……從昨晚開始媽媽的鼻子和嘴巴滲血量都變多了，我睡睡醒醒幫她擦，但發現清不乾淨，醫師有先幫媽媽輸血和打止血的針，但媽媽有交代說，萬一狀況不好就不要再讓她多受苦了，不急救是確定的，但是我不知道的是，醫生哪個處置是幫助？哪個部分是受苦？當醫師跟我說要輸血和打針的時候，我也不知道要不要拒絕。」

「我知道妳的為難了，我先帶妳去病房看一下怎麼幫媽媽做身體的清潔，剩下的我們再找時間討論。」我想她雖然和我在家屬休息室坐著，但她應該整顆心都掛在媽媽身上。

進病房看到病人時，狀況跟前兩天比起來更糟了，不但意識不清楚，已經從鼻導管給氧氣換成是非再呼吸型面罩（Non Rebreathing Mask）的使用，但也因為用這個方式給氧，病人口鼻的黏膜和滲血都被吹得很乾，血塊也卡住在口鼻的黏膜上，協助清理乾淨後，也教導女兒善用口腔保濕凝膠來幫口鼻保濕，順便也幫病人床上擦澡、換上乾淨衣物後，我感覺女兒整個人也放鬆了一點。

在最舒服的狀態下離去

後來我們就直接在病床邊坐下來，小聲的繼續剛才未完成的談話。這時她主動說起從國中開始，就承擔起主要照顧者的責任，細算陪母親洗腎和分擔家務的歲月不知不覺中也走過十多年了，想起母親還不到六十歲就肝腎功能都衰竭，也是因為不知道肝炎要固定追蹤的觀念，就算後來台灣的健保很普及，每當母親覺得身體不舒服，只肯到西藥房去買成藥，女兒說媽媽很不喜歡醫院的藥水味，每次聞都說頭痛。

女兒印象中父母很少吵架卻也很少交談，有印象時父親就是經營拖吊車和山貓的工程，本來經營得都還算不錯，沒想到經濟不景氣被跑了幾次工程欠款未收，為了繼續維持家計，當兩個弟弟都高職畢業也對繼續升學沒有興趣，就跟著去做父親承接政府所發放的工程，但也因為工程都有壓履約期限，所以父親和兩個弟弟常常不在家。

提到曾聽母親提起，原本她一直很想出家，所以拖到二十七歲都沒嫁，但外公覺得很丟臉不答應，於是急著把她嫁出去，還跟媒人說只要有人答應這門親事，就可以收到很豐厚的嫁妝；而父親年輕時原來已經有喜歡的對象，身為長子因弟妹人數眾多，家裡需要有錢才能過活，所以完全是兩方的父母說好，根本沒問過兩個年輕人的意思。

也或許是上述種種原因的影響，她成長過程中，覺得母親一有空老是往廟裡跑，而父親總是不停忙於工作，兩個人不吵架也不親密，她知道父母都是好人，也知道父母在這段關係都很受苦，更很感謝父母一直對家裡的大小事都很照顧，大人的事情，孩子能左右的真的不多。

她知道媽媽已經剩下不多的時間，還好後事的部分媽媽都自己安排好了，自己很想再多為母親做些什麼，我請她可以在媽媽耳邊小聲說，已經將病人最擔心的事都安頓妥當，然後我再帶她去安寧病房的宗教室，依病人的信仰，雙手合十虔心請菩薩幫忙成全母親能平安善終，結束後我再陪她走回病房。

才回病房不久，沒想到監測生命徵象的機器一直在警告，病人的血壓、血氧、心跳、呼吸，所有數據都在掉，和原科別的護理師一同將病人移到治療室，病人自己選在身體洗乾淨之後離開，這是好事。眾人齊心在念佛機的陪伴下完成病人的遺體護理，不捨女兒看見母親蒼白無生氣的臉，我用精油在病人臉上按摩，謹慎將雙眼闔上用膠布輕貼，再用乾淨毛巾捲成圓筒狀墊在下巴使其閉合。待全部整理好，讓女兒先打電話聯絡父親跟禮儀公司，再拿把椅子讓女兒和母親在治療室獨處，我想她應該還有很多話想跟媽媽說。

一直等到萬安的同仁來接，我帶著兩位新進的護理師一同送別，面對生命的導師只有深深地一鞠躬，表達內心無限的感恩，靜默祝禱長輩平安善終，生命的禮物在此刻顯得彌足珍貴。

晚上女兒傳訊息給我：阿杏謝謝妳，把我媽媽面容整理得這麼乾淨，看起來非常平和安詳，對我來說真的是很大的安慰，助念的師父也說媽媽的臉看起來很自然，走過遺憾才更懂珍惜，我會好好照顧自己的。

◎阿杏安寧療養護理站

5毫升的冷壓初榨橄欖油加上2~3滴的檸檬精油或甜橙精油，用棉棒沾取使用，輕柔環狀塗擦鼻黏膜、嘴唇，可以達到清潔保濕滋潤的效果，還可以用來按摩牙齦也很舒服。

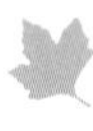

過不去的都是雲煙

當一切都將離去

家人可以好好跟病人說再見，莊嚴地完成人生最後一件大事。

哀傷有時是難以承受又對立的，生病的小綺是六年級的後班生，診斷是乳癌末期，腦部和骨頭的癌細胞都滿天星了。和先生是高職的班對，一路愛情長跑六年結婚，生了三個可愛機靈的男孩，最大的十三歲、最小的才三歲。小綺相當疼惜孩子，每次孩子假日來到病房，她再疲倦也顧不得因腦轉移導致頭暈想吐、視覺疊影，都會努力撐起身子跟孩子聊聊，關心孩子在學校在家裡是否都好，孩子也會坐在陪客床上，仔細回答媽媽的問題，還貼心請媽媽不要擔心。

下午去訪視一直找不到適當時機跟小綺好好說話，一會兒她想要上廁所，一會兒又是閨密帶著大兒子來訪，趁病人跟好朋友在講話的時候，我約在一旁低頭滑手機、臉臭臭的大兒子，一起去樓下超商幫媽媽買果凍能量飲，還好男孩沒有拒絕我。本來我以為男孩是擔心媽媽的病不能好，所以臭臉。聊天時卻發現男孩個性活潑，是學校風雲人物，功課普通但運動方面表現優秀，是校隊田徑選手，這件事小綺從以前就非常支持。

身邊人的內心話

男孩說，自從媽媽生病後，外婆常會從台南坐火車來高雄，幫忙打理家中大小事，外婆有潔癖而且超級囉嗦，連他用手機、練田徑、學校考試成績都會管，簡單來說就是媽媽不在意的事外婆都很在意。買好東西準備搭電梯時，男孩突然說：「外婆就是什麼都要管，什麼都要人家聽她的，媽媽才會討厭她，我不喜歡外婆，她整天只會哭、只會生氣，一發脾氣就過來搶我的手機，好像媽媽生病都是我害的。外婆以前根本沒有關心過我們，現在一來就管東管西，如果媽媽真的走了，我希望她不要受苦，一路好走，我想跟奶奶一起生活，也會好好照顧兩個弟弟的。」

我聽見孩子的怒氣，也聽見孩子的堅強。

我跟孩子說：「你相信嗎？你是我見過同年紀最懂事的男孩了，外婆因為擔心媽媽所以情緒不好，常常說了重話，媽媽生病絕不是你害的。我很感動，你理解媽媽因為生病可能會離開你們，又主動說要照顧好兩個弟弟，這真的不容易啊！」

男孩害羞看著我沒多說什麼。

進了病房，男孩貼心打開能量飲的瓶蓋，要讓媽媽喝，等小綺睡著，剛好是我約了心理師要來跟孩子聊聊。這時，換閨密走到一旁跟我聊天，才知道小綺的母親在她念幼稚園的時候，就因小綺的父親好賭而選擇離婚。小綺母親離婚後不到一年立刻帶著她改嫁，繼父是公職人員喪偶再娶，對母女倆都好；小綺父親身邊則是從不缺新女友，不管是原來的家庭，還是兩個新的家庭，成長過程中都讓小綺沒有歸屬感。才高職畢業，小綺就拉著行李箱離家獨立生活，久久才會用手機傳訊息跟家人報平安。

閨密說，不知道是不是成長環境影響，小綺個性直爽卻也固執，決定的事情很少改變，唯獨跟先生兩個人從年輕就很合拍，臉書上常看他們放閃。小綺從小就不受母

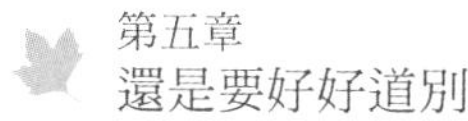

親控制，也因此母女倆常起爭執，連結婚都選儀式最簡單的公證，根本沒通知父母親到場，省得兩個怨偶見面尷尬。

生疏的家人難以體諒

婚後因為小綺堅持自己帶小孩，靠著過去在服飾業累積了些能力，批貨、銷貨都難不倒她，所以決定和丈夫出來創業，從夜市擺攤做起兼網路平台銷售，也把日子過得挺好。但生病後只剩丈夫獨撐家計，少一雙手根本忙不過來，家用、醫藥費兩頭燒，丈夫不捨，滿腦子都想多賺一點錢，讓家裡好過。所以託朋友找到國外打工的工作，想說拚個一年，可以專心陪小綺和孩子，這件事丈夫只對小綺說實話，對外都說去幫朋友工作，出國期間，都是退休的婆婆來幫忙小綺，很妙的是，這對婆媳從一開始就很處得來，孩子也都很喜歡奶奶。

誰知好景不常，錢沒賺到多少，卻因同行朋友販毒意外捲入官司，一時之間回不了台灣。小綺知道先生是為了自己出國的，沒有一句責怪，不但四處奔波尋求解救丈夫的方法，還要邊照顧小孩邊經營網拍維持家計，原本控制不錯的病情，也因後來沒有定期追蹤治療，一轉移就很快惡化。婆婆也是兩頭燒，兒子入獄、媳婦生病，跟小綺商量，需要娘家來支援，這是小綺母親第一次知道女兒生病的消息，實在很難理解離家的女兒，這幾年究竟經歷了些什麼困難。

其實，小綺母親每次在病房見到我都很客氣，她也很累，常要台南、高雄兩頭跑，或許是一方面得承受即將要失去女兒的苦痛，一方面還要幫忙管教照顧三個好動的孩子，幾次摩擦下來她也知道孫子討厭她，該說的、不該說的，一怒之下通通罵出口，孫子難受她老人家也不好過。好一個吃力又不討好的寫照，這是失落哀傷的問題，也是家庭關係疏離的問題。

在眾人的陪伴下離去

過三天再去探視小綺，她的病況惡化得很快，因腦轉移的緣故，很多時間她意識都不是太清醒、生命徵象也愈來愈不穩定了。進入到瀕死階段，小綺雖然呼吸急喘但神情還算安詳，最後一次幫她舒適護理，先口腔清潔，再床上擦澡去除身上汗味和皮屑，也幫她的四肢用精油撫觸按摩，一邊做一邊帶家人做臨終告別，就在三點五十分的時候，連安寧病房總醫師也不約而同來到床前，我們一起跟家屬說明眼前的這一切，我暗暗地欣喜這許多心有靈犀的巧合，當我手還輕輕放在她額頭上時，心電圖緩緩變成一直線。

表情平靜沒有痛苦，四點時請主治醫師來治療室，跟親友宣布病人離世遠行的時間。哀傷的氛圍在空氣中蔓延，小綺母親急著在病房走廊外聯絡禮儀公司前來接大體。

利用短短時間，個管師、主護和我一起做完大體護理，團隊一起互相幫忙的感覺很棒。有好緣分可以讓病人乾淨舒服出遠門，然後讓家人可以好好跟病人說再見，莊嚴地完成人生最後一件大事。雖然晚了兩個鐘頭下班，但所有疲累都化成了滿足，送病人和家屬進電梯時，我默念：珍、重、再、見。

人生過不去的，此刻都化作雲煙。

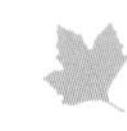

快樂出門平安回家

怎麼做才可以幫孩子減輕痛苦

能有相愛的人在身邊，就算是長長一輩子也是覺得短暫。

憂鬱星期一發來的照會單，真的是讓人很憂鬱，看一眼心就揪住了，十七歲即將高三畢業的男孩小力，因為車禍導致嚴重的頭部外傷腦內出血（traumatic SAH），照會安寧目的是希望和家屬討論撤除維生醫療。小力出事時間剛好是四月四號兒童節，才清明連假的第一天，小力本來跟家人說一早要跟同學去打籃球，沒想到竟然是和剛拿到機車駕照的同學，偷騎車到墾丁去玩，兩個男孩的父母都不知情，也不確定是不是車程太遠太累，玩都還沒玩到，才到目的地就出了嚴重車禍，被送到恆春的醫院急救。

許媽媽是跑夜市擺攤賣少女服飾的，所以每次收攤回到家都已經快半夜十二點，再整理一下貨品、洗個澡放空一下，通常入睡時間已經快接近清晨了，長時間作息不正常，加上慣性難以入睡，許媽媽都是吞了安眠藥、手機關靜音，睡到隔天快中午才起床的。那天早上十點多手機的震動干擾了她的睡眠，第一時間接到醫院打來通知孩子出事的電話，她想都沒想就直覺這是詐騙電話，孩子這時候應該在籃球場，怎麼可能在屏東，睡意正濃的她很不耐煩地掛掉電話，並且關機。

難以置信的消息

後來院方又打給小力的妹妹小婷，她趕緊拿著鑰匙去媽媽家，把媽媽搖醒叫起床，並回撥電話到醫院，急診值班醫師表示孩子傷得太重，建議轉回高雄市區有醫學中心等級的醫院來開刀處理。許媽媽傻了，四月一日愚人節才剛過不久，這到底是真是假，不是才和孩子約好下次見面的時間嗎？為什麼現在變成孩子受重傷需要開刀呢？

第一次見到許媽媽，是約在兒科的加護病房前，小力是兒科加護病房中年紀最大的孩子。許媽媽說自己才剛跟前夫協議離婚不久，是跟兩個孩子好好溝通過才做的決定。從來沒有人是抱著要離婚的想法才結婚，當兩人的甜蜜小世界加入孩子、親友團，一層一層的關係鏈，看似關心卻是枷鎖。原本期待夫妻一起努力會讓明天變更好，只是現實生活的磨耗，夫妻倆人價值觀愈差愈多，終究抵不過被現實擊潰的殘酷，日子就這麼一步一步慢慢陷落在痛苦流沙中，終於連孩子也認同父母親分開，可能彼此生活會更快樂，四個人都同意從原本一家分成兩邊。

離婚後兩個孩子可以自由選擇和爸媽兩邊輪流住，但從小，小力就和爸爸不親。爸爸本來在飯店當廚師，因為想自行創業就把房子拿去抵押借款，沒想到前後來回兩次生意都沒做起來，還為此背上一屁股債，心煩加上脾氣壞，小力從小就常挨爸爸的棍子，對於爸爸的粗暴，小力恨之入骨，也因此才會鼓勵媽媽跟爸爸離婚。

心碎的聲音、自責的憤怒

發安寧共同照顧的照會時，小力已經術後快一個月，仍未見好轉、無法自行呼吸，依賴呼吸器給氧維生，醫生需要知道家屬下一步的想法，才能協助安排。會使用氣管內管通常是在緊急的狀況下，插管時間都建議在兩到三週內，若無法透過訓練脫離呼吸器，醫師就會開始跟家屬討論是否要做氣切，這決定若換做是我，應該也很難下手。

小力爸媽在聽過醫師的說明之後，堅持不要氣切，但還是拜託醫療人員再努力救治看看，抱著一絲絲的希望，或許加上親友的努力集氣，病情能出現奇蹟。等著等著，從進開刀房等到轉入兒科加護病房，等著等著，如今已轉到呼吸加護中心，親友同學依偎床邊聲聲呼喚，小力的眼睛始終無神，心碎落一地的聲音，在每天兩次的會客時間都會準時響起。

家人選擇不做氣切，但氣管內插管也沒辦法就一直放著，管子插入的深度，成人大約在二十一至二十五公分，因為口腔及咽喉的黏膜組織柔軟，若插管時間過久，管路一直摩擦，容易造成造成口腔及氣管潰瘍或出血、氣管狹窄或聲帶受損等併發症，而唾液中的細菌也會跟著管路附著，進到呼吸道會造成更嚴重的感染。

每次和許媽媽見面，都看見她哭到腫脹、哭到發紅的雙眼，許媽媽都有好多問句，我只能用傾聽接住她狂亂的憤怒：

「我覺得自己好沒用，我是孩子的母親卻救不了自己的小孩。」

「從小力車禍那天開始，我就到處問神明，神明說會好，但是為什麼孩子都沒有醒呢？」

「我要怎麼做才可以幫孩子減輕痛苦？早知道後面他會這麼痛苦，出事那天就不該救他。」

「如果當初開刀時，醫生就告訴我，小力狀況很差沒有好起來的機會，那我就會直接放棄啊！」

我當然知道母親的心痛，但孩子送到醫院畢竟還有生命跡象，倘若當時急診醫師鐵口直斷不會好起來就不開刀，家屬也不見得能心甘情願地接受，這些假設性問題，跟真正遇到的時候，反應是不會完全相同的，尤其當面對重大意外或事故時。

親子關係上的自我察覺

我們身在沒有戰亂的台灣，這世代卻也從未因衣食無缺而感到滿足，反觀整個社會及家庭的氛圍，常常因為溝通不良、理念不同、立場相左，人與人之間失去了信任、失去了和諧，彼此言語傷害，甚至是肢體暴力相向，人性中很珍貴的互相忍讓、互相疼惜被摧殘到一點都不剩。

以小力的成長環境而言，這孩子就是在一個充滿冷戰和暴力的氛圍下長大的，當小力的父親來到病床前，看他撫摸著小力沒有反應的雙手，溢於言表的哀傷，在他當時粗暴對待小力的時候，應該從未想過有一天會失去他。孩子何其無辜，生命何其寶貴，一家人能平安生活已是不容易，我們當然可以自在做自己，但在言語和行為上的自我覺察也要足夠，做了自己傷了別人，這又是何苦，這樣其實沒有比較快樂。

有育兒過的都知道，小小孩除了生病之外，在身體健康有活力的狀態下，胡鬧、淘氣、調皮、不聽話、愛頂嘴等，這都是充滿生命力的表現，雖然我一開始也是個很自以為是的母親，兇小孩、罵小孩、打小孩這些事我都幹過，感謝上帝，帶我回頭，在跌倒的經驗中學習，恢復愛人愛己的能力，好好說話，好好珍惜，才能減少遺憾留住幸福。

週四開完家庭會議之後，決定週五一早要拔管，當天親友和同學都輪流來到床邊祝福孩子，媽媽緊緊抱住孩子身體的背影，看得我鼻酸。親手送走摯愛那是人間至苦至痛，無藥可醫，流不停的眼淚彷彿在告訴孩子，緣分未盡，下輩子還要好好愛你。生命太無常，能有相愛的人在身邊，就算是長長一輩子也是覺得短暫，所以更要練習覺察，生命中所有不讓自己開心的部分，要花最少的時間去面對、去處理，當不舒服的情緒來臨時，學習和情緒面對面、學習找出過不去的點，因為任何過不去的事情，擺在病痛和死亡的面前，會突然變得卑微，千萬別讓自己的一生消耗在無盡循環的煩惱裡。

最後，忍不住再叮嚀一句：「快快樂樂出門，平平安安回家。」

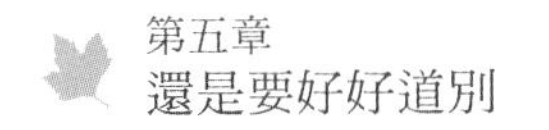

◎阿杏安寧療養護理站

一生中，每個人都有三次善終的機會，前兩次可以自己全權決定，最後一次就要靠親人幫忙。第一次機會：人要善終一定得先善活，人生每個當下都要珍惜，好好善待自己生命，最好還可以事先做好透過諮商做好預立醫療決定。第二次機會：一旦確診罹患嚴重傷病時，除積極進行治療之外更需思考，如何面對自己身體可能的衰敗，這時也是簽署「預立安寧緩和醫療暨維生醫療抉擇意願書」最好的時機。第三次機會：端看親友是否捨得放手，若遇上完全沒有家屬的病人，醫療團隊中需有兩位與病人疾病相關的專科醫師，共同判定病人是否符合撤除無效醫療的條件，以病人利益為最大考量，協助其平安善終。

詳情可以參閱文章〈你有三次機會好死〉。

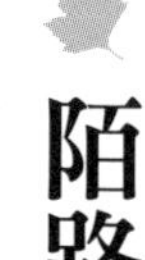

陌路

揮揮手向過去道別

病人要善終，最重要的還是能放手這人世間的煩惱。

病人是七十歲男性，末期胰臟癌合併肝轉移的患者，全日守候身邊照顧的是病人唯一的女兒。畫家系圖的時候就直覺怪怪的，病人與太太兩人未離婚，法律上還是合法夫妻，但女兒跟父親同住，兒子跟母親同住，兩邊互不往來長達十年之久。

包括病人罹癌，這家人也未因此而碰頭，然而病情告知這樣的大事我主動詢問女兒，是否由院方主動聯繫其他家人，一同前來討論後續照顧方向。女兒想都不想一口回絕：「他們來只會吵錢的事，我和爸爸都討論過了，我們可以自己處理，不需要他們。」曾幾何時，最親的母親和兄弟都成了「他們」。

女兒不捨讓父親離去

女兒小心呵護父親日常所需一切，病人慣稱女兒做「妹仔」，從一舉手一投足都看得出父女兩人的好感情，當女兒從醫師口中得知，父親虛弱的身體已經無法再承受第三次化療，眼淚像珍珠一串一串、啪嗒啪嗒地從眼睛掉落，濕了近半包抽取式衛生紙，睫毛上全沾滿了白色屑屑，女兒的哭泣還是沒打算停。一開始我只跟女兒談，談了三次每次都是同樣結局收場，淚水阻礙了討論的進度。

隔日再去訪視，那天剛好有社工實習生來當小跟班，我們一起去探視了病人。因腹水壓迫的關係，我覺得病人的呼吸變急喘了，電腦查到的檢查報告也印證了病況在加速惡化。我擔心病人的生命像沙漏在流逝、進入倒數計時。女兒口口聲聲說有在準備，但每次聽到安寧和不急救的問題，都還是很抗拒。她這輩子從沒想過有一天要失去父親，這件事她光想像心都痛。

於是我和女兒說：「爸爸現況非常需要好好思考未來照顧方向，我們都希望病人可以好起來，但若病人非但不能好起來，反而急速走下坡，若未及早討論一個周全的照顧方式，我很擔心爸爸在生命的末期將要受盡千辛萬苦。」話說完，女兒已淚崩。我輕輕扶著她的肩，告訴她：「趁爸爸現在很清醒，我們一起問問爸爸自己的想法，或許長輩自己有自己的準備，不管是要不要急救，或是轉不轉安寧病房，我相信爸爸會做出一個最適合自己的決定。」女兒終於點點頭答應了。

讓自己決定善終

我坐在陪客床上問病人要不要坐起來一點，然後用遙控器幫助病人調整一個比較舒服的姿勢，我們需要好好談談。

「阿伯，你知道你自己現在的身體狀況嗎？恐怕是沒有體力再做化療了。」阿伯認真地點了點頭。

「我在想，你也是個有想法的人，如果不能再做治療，有沒有想過要選擇一個比較輕鬆、比較舒適的方式，來走完最後一程。妹仔很捨不得你，如果你可以自己做決定，妹仔也比較有方向。」

「我知，我攏知，我好家在捂妹仔嘎我顧好好的。」（國語：我知，我都知，我還好有女兒把我顧好好的。）

接著我把安寧的照顧理念和模式都解釋讓病人可以理解，身體和機械一樣用久都會壞，壞掉不恐怖，恐怖的是壞掉之前還要受盡折磨，人活著就是要有尊嚴和品質啊。所以最重要是透過自己先完成「預立安寧緩和醫療暨維生醫療抉擇意願」的簽署，拒絕生命末期的無效醫療，不但讓全部家屬知道自己的心意，也不會讓家庭的主要照顧者及決策者感到為難。

簽署完意願書也同步安排安寧收案會談，女兒說自己原本是個無憂無慮的樂天派，雖然知道媽媽從小重男輕女，但還好自己也有爸爸疼，生活其實還算開心。怎麼也沒想到多年前因父親突然中風，家人因照顧責任跟財產分配的問題起了爭執，紛爭像雪球一樣愈滾愈大，一個家終於分裂成兩邊形成陌路。

最後我跟女兒說：「妳放不下爸爸，就如同爸爸也一樣掛心妳，病人要善終，最重要的還是這人世間的煩惱，都能交託都能放手。心裡有罣礙，要出門遠行都無法安心的，過去發生的遺憾就只能和平共處了，未來靠妳自己走出一條寬闊平靜的路。妳好，爸爸就能安心。」

成家容易相處難，孩子不能挑選家庭所賦予一切的好與壞，身為父母更應有自覺，自己的一言一行都是子女的學習對象，要孩子好，父母盡最大力做好自己，就是最好的榜樣了。

◎阿杏安寧療養護理站

惡性腹水是一個預後不良的晚期癌症症狀，處置方式除了限制鹽分、限制水分、適當使用利尿劑和腹水抽取引流術之外，若病人有嚴重脹痛的情形，需與醫師討論是否使用止痛藥來減緩不適感。更多關於惡性腹水的說明，可以參考台灣癌症防治網的文章〈癌症惡性腹水之處理〉。

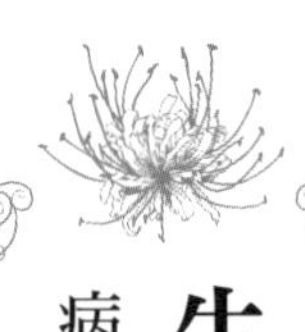

生命中美好的缺憾

病友小路的情書

這是一封，我幫一個淋巴癌病友小路，寫給她住在天堂最愛的老公，更想藉書中的這段話，獻給我心目中幽默與智慧兼具的她。

「星星即使在數億光年之外爆炸，光芒仍會留在地球的夜空中。儘管在不完美的的命運中相遇，留下的痕跡並非傷痛，而是美好的缺憾。」

小路，早在我們第一次認識的時候，我就非常非常感謝妳的信任，願意跟還不是太熟悉的我，說出生命中最寶貴的故事，讓我有機會參與，妳生命最不容易平靜的一段記憶。

這是一段有相當重量的悲傷回憶，我們坐在充滿暖暖陽光灑下的落地窗旁，妳低沉緩緩地訴說，我靜靜的聽著，深刻感受到失去摯愛的悽涼。

我曾答應過妳，要將這故事好好地記錄下來，並且在妳的同意之下，公開分享。讓所有看到故事的人，都能夠懂得，相愛是一件多不容易的事，必須好好捧在手心呵護。

所以，我幫妳寫了一封信，給在天上的老公。

我最愛又最氣的「老拱公」：

在家我都這樣叫你，感覺這麼叫比較不肉麻。

移民到天堂的你，應該過得很爽、很開心吧？一點都沒有顧及到我孫孫單單還在家裡等你，真是可惡！想想我們分開已經七年多的時間，在這兩千五百多個日子，每每想起你爽朗氣派的笑容，我總忍不住以為，其實你……只是去了趟很遠很遠的旅行。

你剛離開的時候，我整個人像被掏空一樣，終日惶惶不知所措，我知道孩子需要母親照顧，可是我更需要你。只要有時間我常常會去山上看你，我想和像平常一樣和你說說話，但無論我坐在你的照片面前多久，你再也沒有回過我一句話，這實在是很不夠意思，讓我自言自語那麼久的時間，你好不好意思啊？

還好有我冰雪聰明地帶著兩個孩子，她們都比你想像中都還要貼心。也還好留下她們兩個可以陪我，若沒有孩子成熟溫暖的陪伴，我不知道我要花多久的時間才能走出失去你的悲痛，人生的境遇或許會過得更慘也說不定呢，感謝孩子都繼承了我們最棒的基因。

其實能在台中與你相遇，真的是生命中很棒的恩典。你的幽默、你的笑容、你的種種包容，認識我的朋友都號稱你是「最有氣質的大卡車司機。」嫁給你算是終結了我自小如戲劇般辛苦的成長歷程，也正因為小時候過得太心酸，讓我更加知道，幸福從來都是得之不易。

曾有一度我以為，你會是我牽手要走長長一輩子的人，至今我仍沒有停止過這樣的想法，夜深人靜時，這念頭還是會偷偷跑出來騷擾我平靜的心，意外終究是事實，無情地、惡狠狠地把你帶離我的生命。

說也奇怪，平日我們倆雖愛鬥嘴，激烈的爭執卻少有過夜的。就偏偏這一次，你不但把汽車借給朋友，而且當朋友還車時油箱幾乎沒油了，我只好帶著整把的怒氣，騎機車載著兩個孩子去上課。偏偏路上又發生了小擦撞，我忍不住為你的白目抓狂，心裡最不能平衡的是：「你對朋友總是比對我好！」

那時任性了一晚，背對背睡，不想跟你說話。但也不是真的生氣，只是希望你下次做任何決定時，都能先想到我跟孩子。隔天凌晨，你一如往常出門工作，就在中午的時候，手機響起，看到是你的電話號碼時，我百分之百篤定絕對是你打電話來求和的。

當時還特別按耐住內心孜孜的喜悅，卻沒想到一接起來，這通電話竟成了我此生最大的夢魘，手機另一頭，同事驚慌失措地說著：「大嫂，妳快來！妳快來！大哥出事了……」

心裡一直轉著：「怎麼會？怎麼會？怎麼會？」

當我火速趕到現場，嚇傻了，真的是你。接下來發生的事，在天上的你應該都有看到吧？想不懂，你怎麼忍心先走一步呢？讓我、婆婆，還有兩個孩子等不到你回家。真不知道喪禮結束後的那一段時間，自己究竟是怎麼走過來的，行屍走肉的日子真的好可怕。

有好長一段時間，我假裝你在上班、假裝你去工作、假裝你出門了、假裝有天你還會一進門，就被守在門口的寶貝女兒纏住腳，然後使勁地拖著她，對我撒嬌；我假裝沙發上還有你的溫度，會大聲胡鬧地跟孩子疊在一塊兒，搶著看電視、假裝你會不經意出現在我背後，依偎在我耳邊，說著無聊的話逗我開心。

然而，這一切真的只是假裝，從那天，你就真的再也沒有回來過了……。這些回憶雖然椎心，卻也是最甜蜜的曾經，我忘不掉也回不去。更慘的是，在你走後四年的同一天，我被確診為急性骨髓性白血病，這根本就是電影中那種，可憐的女主角會得到的病，我一點都不想得金馬獎啊！

還記得發高燒那一天，叫救護車來家裡載我，那個不懂事的隨車人員還問我說：

「請問妳先生人呢？」

我只能沒有形象地嚎啕大哭回答：

「我、沒、有、先、生、了……」

你說，他是不是真的很不懂事？

生病治療的日子真的是好辛苦好辛苦，有一度我都以為自己撐不下去了，反覆發燒、治療、打針、吃藥，我整個人都快虛脫了。連自己都照顧不好的人，更不用說還要顧及孩子、媽媽、婆婆了。

有一天不知道是不是因為燒到頭昏，整個人既飄飄昏昏的，還在睡眼矇矓中，看到穿著紅色上衣搭配著牛仔褲的你，笑笑地站在病床頭。我直覺認定那就是你，是來給我鼓勵加油打氣的，你真好，沒忘記我，雖然只是那麼短短一瞬間，我是真實地感受到你的存在，來堅定我的信心，陪著我安然度過這最大的難關——骨髓移殖。

這麼多年過去了，此刻，我依然安好，我依然思念，我依然深深愛著你……。

心裡一直有一個很大的愧疚沒機會說出來，就是還欠你一個道歉。其實夫妻這麼多年，我也知道你壓根兒不在意這點小事，但是我不該小氣還向你生氣，沒能跟你好好說聲再見，是我這輩子最大的遺憾。

你是這麼好的人，對我也是百般包容。感謝生命中有你陪我走過一段這麼珍貴的夫妻情誼，是我這輩子最有價值的寶藏，請你務必記住我對你的愛及感謝，在另一個世界的你，請好好照顧自己，期待再相見的那一天，等我在地球的任務結束後，我們就可以再次團聚。這次請答應我，讓我要好好牽著你的手，再也不想放開了……。

謝謝小路，願意分享這如星星閃閃發光的故事。每個陪伴病友故事的養分，也將成為我人生未來旅途中重要的能量。生命中有許多殘破的缺口，唯有不斷地給予祝福，內心的干擾才能漸漸得到平靜與平安。

生命中遺憾的美好

珍惜有你的陪伴

作者 李春杏
編輯 黃子瑜、吳雅芳
校對 黃子瑜、蔡玟俞
李春杏
美術設計 林榆婷

發行人 程顯灝
總編輯 呂增娣
資深編輯 吳雅芳
編輯 藍匀廷、黃子瑜
蔡玟俞
美術主編 劉錦堂
美術編輯 陳玟諭、林榆婷
行銷總監 呂增慧
資深行銷 吳孟蓉
發行部 侯莉莉
財務部 許麗娟、陳美齡
印務 許丁財
出版者 四塊玉文創有限公司

總代理 三友圖書有限公司
地址 106台北市安和路二段二一三號四樓
電話 (02)2377-4155
傳真 (02)2377-4355
E-mail service@sanyau.com.tw
郵政劃撥 05844889 三友圖書有限公司

總經銷 大和書報圖書股份有限公司
地址 新北市新莊區五工五路二號
電話 (02)8990-2588
傳真 (02)2299-7900

製版印刷 卡樂彩色製版印刷有限公司

初版 二〇二一年五月
定價 新台幣三二〇元
ISBN 978-986-5510-60-2(平裝)

國家圖書館出版品預行編目(CIP)資料

生命中遺憾的美好：珍惜有你的陪伴／李春杏著. -- 初版. -- 臺北市：四塊玉文創有限公司, 2021.05

面； 公分

ISBN 978-986-5510-60-2(平裝)

1.安寧照護 2.生命終期照護

419.825 110003360

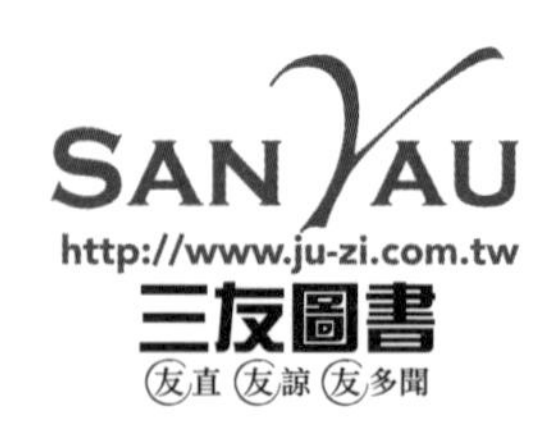

地址：　　　縣/市　　　　鄉/鎮/市/區　　　　路/街

段　　巷　　弄　　號　　樓

廣　告　回　函
台北郵局登記證
台北廣字第2780 號

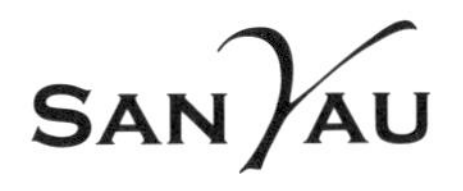

三友圖書有限公司　收

SANYAU PUBLISHING CO., LTD.

106　台北市安和路2段213號4樓

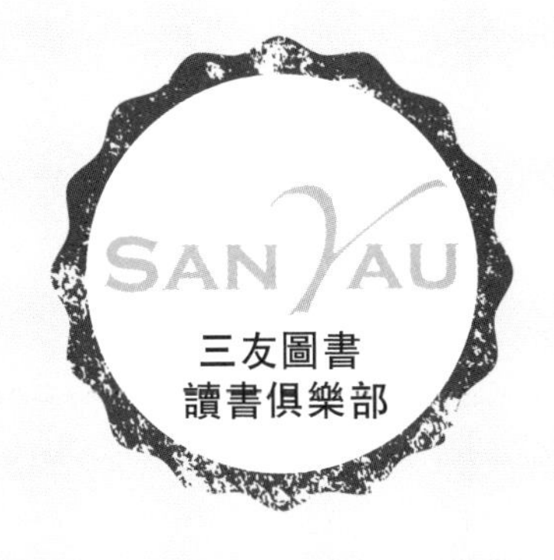

「填妥本回函，寄回本社」，
即可免費獲得好好刊。

\ 粉絲招募歡迎加入 /

臉書／痞客邦搜尋
「四塊玉文創／橘子文化／食為天文創
三友圖書——微胖男女編輯社」
加入將優先得到出版社提供的相關
優惠、新書活動等好康訊息。

親愛的讀者：

感謝您購買《生命中遺憾的美好：珍惜有你的陪伴》一書，為感謝您對本書的支持與愛護，只要填妥本回函，並寄回本社，即可成為三友圖書會員，將定期提供新書資訊及各種優惠給您。

姓名 ______________ 出生年月日 ______________

電話 ______________ E-mail ______________

通訊地址 ______________

臉書帳號 ______________

部落格名稱 ______________

1 年齡

□18歲以下 □19歲～25歲 □26歲～35歲 □36歲～45歲 □46歲～55歲
□56歲～65歲 □66歲～75歲 □76歲～85歲 □86歲以上

2 職業

□軍公教 □工 □商 □自由業 □服務業 □農林漁牧業 □家管 □學生
□其他 ______________

3 您從何處購得本書？

□博客來 □金石堂網書 □讀冊 □誠品網書 □其他 ______________
□實體書店 ______________

4 您從何處得知本書？

□博客來 □金石堂網書 □讀冊 □誠品網書 □其他 ______________
□實體書店 ______________ □FB（四塊玉文創／橘子文化／食為天文創 三友圖書——微胖男女編輯社）
□好好刊（雙月刊） □朋友推薦 □廣播媒體

5 您購買本書的因素有哪些？（可複選）

□作者 □內容 □圖片 □版面編排 □其他 ______________

6 您覺得本書的封面設計如何？

□非常滿意 □滿意 □普通 □很差 □其他 ______________

7 非常感謝您購買此書，您還對哪些主題有興趣？（可複選）

□中西食譜 □點心烘焙 □飲品類 □旅遊 □養生保健 □瘦身美妝 □手作 □寵物
□商業理財 □心靈療癒 □小說 □繪本 □其他 ______________

8 您每個月的購書預算為多少金額？

□1,000元以下 □1,001～2,000元 □2,001～3,000元 □3,001～4,000元
□4,001～5,000元 □5,001元以上

9 若出版的書籍搭配贈品活動，您比較喜歡哪一類型的贈品？（可選2種）

□食品調味類 □鍋具類 □家電用品類 □書籍類 □生活用品類 □DIY手作類
□交通票券類 □展演活動票券類 □其他 ______________

10 您認為本書尚需改進之處？以及對我們的意見？

____

感謝您的填寫，

您寶貴的建議是我們進步的動力！

【黏貼處】對折後寄回，謝謝。